养好肺

气顺、不咳、不感冒

YANG HAO FEI

QI SHUN BU KE BU GANMAO

贾民勇　孙秀全　主编

青岛出版社

QINGDAO PUBLISHING HOUSE

图书在版编目（CIP）数据

养好肺 气顺、不咳、不感冒/贾民勇, 孙秀全主编. — 青岛：
青岛出版社, 2017.5
ISBN 978-7-5552-5466-9

Ⅰ.①养… Ⅱ.①贾… ②孙… Ⅲ.①补肺—基本知识 Ⅳ.①R256.1

中国版本图书馆CIP数据核字(2017)第103972号

《养好肺 气顺、不咳、不感冒》编委会

主 编	贾民勇	孙秀全					
编 委	王国防	王雷防	杨同英	勾秀红	牛林敬	易 磊	王永华	杨亚飞
	王秋红	兰翠平	呼宏伟	陈永超	梁 琳	王 振	勾彦康	李志锋
	王 蕾	康杜鹃	邓丽敏	杨志国	王 培	王达亮	孙瑞鹏	谷晓玲
	付肇嘉	夏晓玲	王晓雅	李 婷	田建华	土晓明		

书　　名	养好肺 气顺、不咳、不感冒
主　　编	贾民勇 孙秀全
出版发行	青岛出版社
社　　址	青岛市海尔路182号（266061）
本社网址	http://www.qdpub.com
邮购电话	0532-68068091
策划编辑	刘晓艳
责任编辑	李加玲
封面设计	尚世视觉
印　　刷	晟德（天津）印刷有限公司
出版日期	2017年7月第1版 2021年10月第2版第2次印刷
开　　本	16开（700mm×1000mm）
印　　张	13
字　　数	150千
书　　号	ISBN 978-7-5552-5466-9
定　　价	29.80元

编校印装质量、盗版监督服务电话 4006532017　0532-68068050
建议陈列类别：医疗保健类

F 前言
OREWORD

对于人体来说，肺是主要的呼吸器官，位于胸腔，分左右两肺，覆盖于心脏之上。肺有分叶，左二右三，共五叶。肺系（气管、支气管等）与喉、鼻相连，故称"喉为肺之门户，鼻为肺之外窍"。《素问·病能论》说："肺者藏之盖也。"肺脏覆盖于五脏六腑之上，位置最高，因而有"华盖"之称。"华盖"，原指古代帝王的车盖，可见肺对人体有着非常重要的作用，故《素问·痿论》说："肺者，藏之长也。"

《黄帝内经》说"肺主气"，肺主气包括主呼吸之气和主一身之气两个方面。肺主呼吸之气，指肺是气体交换的场所，通过肺的呼吸作用，不断吸入清气，排出浊气，吐故纳新，实现机体与外界环境之间的气体交换，以维持人体的生命活动；肺主一身之气，体现在对全身气机的调节作用和通过呼吸参与气的生成。肺有节律的呼吸，对全身之气的升降出入运动起着重要的调节作用。肺的呼吸均匀通畅，节律一致，和缓有度，则各脏腑经络之气升降出入运动通畅协调。

肺的呼吸失常，导致呼吸之气不足，就会影响一身之气的生成，即所谓"气虚"，出现少气不足以息、声低气怯、肢倦乏力等症，并且影响一身之气的运行，导致各脏腑经络之气的升降出入运动失调，最终导致身体的病变，引起疾病。当肺丧失了呼吸功能，不能吸入清气、排出浊气，新陈代谢停止，人的生命活动也就终结了。

本书是一本养肺、护肺的实用保健书。全书从认识肺开始，从中医学的角度分别说明了肺的特点和功能，养好肺则气顺、不咳嗽、不感冒，从五脏协调才能延年益寿的角度说明了中医理论中肺与其他脏腑的密切关系，并告诉读者，一旦肺出现问题或发生疾病，会有哪些症状与征兆，身体会发出怎样的警报。接着书中重点介绍了如何运用简便易行的手段来养肺、护肺，分别讲解了养肺、护肺的食疗方法，简单易学的运动疗法，按摩、刮痧、拔罐、艾灸等养肺法，以及在日常生活中，如何调节心理来养护肺脏，有哪些应该掌握的养肺、护肺细节。本书内容简明清晰，一学就会，一书在手，养肺不愁。

对于一个人来说，肺脏的健康与否，直接关系到其生存状态和生命安全。养好肺则气顺、不咳嗽、不感冒，才能提高生活的品质。

编　者

C目录
CONTENTS

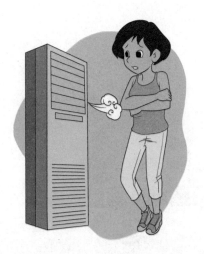

第二章
智慧养生，养肺是一个系统工程

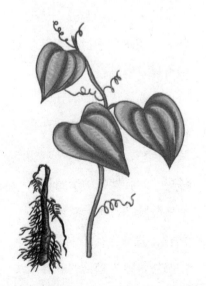

目录

第六章 **病由心生，
好情绪有助肺健康**

▶ 心理常识：忧愁过度，肺"伤不起"

目录

第一章

肺为气之本，养生重养肺

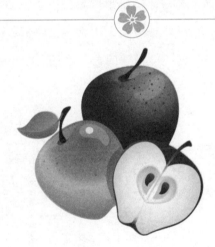

"人活一口气"，这句话说明了呼吸系统对人体健康的重要性，而肺是人体内外气体交换的主要场所，其作用更是不言而喻。因此，养生就必须注重对肺的保养。养好肺，则气顺、不咳嗽、不感冒。

《黄帝内经》对肺的认识

什么是肺

《素问·灵兰秘典论》载："肺者，相傅之官，治节出焉。""相傅之官"是古代的官名。《黄帝内经》把五脏形象比作中央官员，而把六腑则比作地方官员。"六腑官员"的工作地点一般在基层，细致、认真地处理地方工作；"五脏官员"则权衡治理，统摄大局，他们虽然不直接"创造价值"，但作用却是举足轻重的。一旦五脏功能不协调或出现障碍，则会百病缠身。

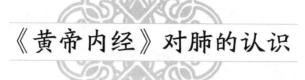

《黄帝内经》认为，肺为"相傅之官"，"相"即宰相，"傅"即师傅，意思是说肺脏在五脏中处于军师的地位，和姜子牙、刘伯温、诸葛亮这样的人物类似。虽然《黄帝内经》认为五脏中心脏的地位最高，不过如果从人体解剖方面来讲，肺居最高位。《黄帝内经》还认为肺主治节，认为只有肺的功能正常，人体的气机才能调畅。所有的理论都证实一点：肺在人体中是个非常重要的器官，往往对全身的生理功能起着重要的调节作用，就像贤臣、宰相对一个国家的重要性一样。

🪭 肺为娇脏

　　肺为娇脏，是对肺的生理特征的概括。肺脏清虚而娇嫩，吸之则满，呼之则虚，为脏腑之华盖，百脉之所朝。外感六淫之邪从皮毛或口鼻所侵，常易犯肺而致病；肺亦常为其他脏腑病变所累。简单地说，肺居高位，必先被邪所伤；肺为清虚之脏，肃静轻清，不容纤芥，经不住邪气的侵袭。故无论外感、内伤或其他脏腑病变，皆会累及于肺而发生咳嗽、气喘、失音、肺痿、咯血、肺痨等病症。一旦肺脏被邪所侵，当以"治上焦如羽，非轻不举"为法来治疗，用药以宣散、轻清为贵，过润、过燥、过寒、过热的药都不适宜。

🪭 肺为华盖

　　"华盖"，原指古代帝王或官员车上的伞盖，《黄帝内经》喻肺脏为华盖。《素问·病能论》说："肺者藏之盖也。"肺的位置最高，覆盖于五脏六腑之上，位于胸腔，因而称之"华盖"。肺居高位，能行水，故又有"水之上源"之称。肺覆盖于五脏六腑之上，又能宣发卫气，具有抵制外邪侵袭的作用，故《素问·痿论》说："肺者，藏之长也。"《灵枢·九针论》说："肺者，五脏六腑之盖也。"因肺在五脏中位置最高，通外界，故外邪侵袭，首先犯肺；又因肺外合皮毛，皮毛因风寒燥湿侵袭受邪，亦内合于肺。故肺易为诸邪所侵。

第一章
第二章
第三章
第四章
第五章
第六章
第七章

肺主气，司呼吸

1. 肺主气

提到"气"字，我们需要明白一点：中医说的人体之气和我们在日常生活中所说的"气"有着实质的区别。人体之气，一般来源于精气（即父母的先天精气和存在于自然界中的精气）、谷气（饮食中的营养物质）。

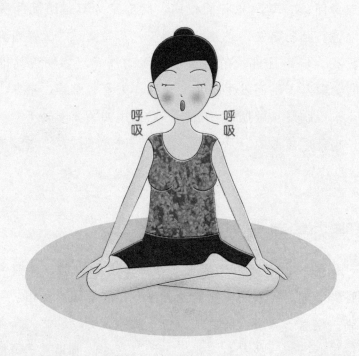

气的生成与肺的功能密切相关。在《素问·五藏生成篇》中写道："诸气者皆属于肺。"意思是说肺主一身之气，人体中的各种气，都由肺所主，归属于肺。尤其是宗气，其主要依靠肺吸入的清气和脾胃运化的水谷精气相结合而生成，因此说肺功能受阻则会直接影响宗气的生成，进而会影响全身之气的生成。同时，之所以说肺主气，还因为肺对全身的气机有调节作用。肺的呼吸运动对全身之气的升降出入起着重要的调节作用。

2. 肺司呼吸

中医学认为，肺司呼吸，意思是肺主呼吸之气，也就是说肺是体内外气体交换的场所，伴随着肺的一吸一呼，人体吸入大自然的清气，排出体内的浊气，体内外的气体交换也随之完成。通过不断地呼浊吸清，吐故纳新，促进气的生成，调节着气的升降出入运动，从而保证了人体新陈代谢的正常进行。所以说气的生成和气机调畅的根本条件就是肺的呼吸功能正常，一旦出现肺的呼吸功能失调，则会出现浊气不能排出、清气不能吸入的状况，这样人体新陈代谢的功能就会受损，生命健康也无从谈起。简单地说，所谓肺主一身之气和呼吸之气，其实都是肺的呼吸功能在起作用。

肺主行水

《素问·经脉别论》认为肺经可"通调水道"。中医学认为，肺气的宣发肃降作用，可以推动和调节全身水液的输布和排泄，所以说肺主行水。肺主行水的意义主要表现在两个方面。首先，通过肺气的宣发作用，可以把脾气转输至肺的水液和水谷之精微中的轻清部分向上向外布散，向上可以到达头面诸窍，向外则可以到达全身皮毛肌腠以濡润之；那些输送到皮毛肌腠的水液在卫气的推动作用下最终化为汗液，在卫气的调节作用下有节制地排出体外。其次，通过肺气的肃降作用，把脾气转输至肺的水液和水谷精微中的较稠厚部分，由内向下输送，抵达其他脏腑以濡润之，同时把脏腑代谢所产生的浊液下输至肾（或膀胱），最终形成尿液排出体外。

简单地说，"肺主行水"表现在肺可以凭借其宣发与肃降的作用来输布水液。而清代汪昂在《医方集解》中称"肺为水之上源"，也是因为肺为华盖，在五脏六腑中位置最高，可以参与调节全身的水液代谢。

一旦外邪袭肺，肺便会失去宣发作用，这样一来水液向上向外

第一章
第二章
第三章
第四章
第五章
第六章
第七章

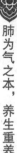

输布失常，身体开始出现无汗、水肿等症状。如果内伤及肺，那么肺就会失去肃降的功能，出现咳逆上气、小便不利或水肿的症状，这是因为肺失肃降导致水液不能下输其他脏腑，浊液不能下行膀胱。而肺主行水的功能如果失常，也会导致脾转输到肺的水液不能正常布散，于是聚而为痰饮水湿；水饮蕴积于肺，就会阻塞气道，影响气体交换，这时一般会咳喘痰多，严重者甚至不能平卧。此时如果没能引起重视，任由病情发展，可致全身水肿，最终影响其他脏腑的功能。

由于水液输布障碍大多是因外邪侵袭而致肺气的宣发作用失常，因此在临床上，中医对水液输布失常的痰饮、水肿等病症，一般用"宣肺利水"和"降气利水"的方法进行治疗，也就是《黄帝内经》所说的"开鬼门"之法，古人形象地称之为"提壶揭盖"，清代徐大椿在《医学源流论》中称这种方法为"开上源以利下流"。

肺朝百脉，主治节

1. 肺朝百脉

肺朝百脉，指全身的血液最终都会通过百脉流经于肺，然后通过肺的呼吸作用，使体内外的清浊之气进行交换，最后通过肺气宣降的作用，把富含清气的血液通过百脉输送到全身各个器官。

心气是血液循环运行的基本动力，因此全身的血脉均统属于心。不过血液的运行则又依赖于肺气的调节和推动。肺通过呼吸达到调节全身气机的目的，从而促进血液运行。中医学认为，肺气具有助心行血的作用。《难经·一难》说："人一呼脉行三寸，一吸脉行三寸。"而《素问·平人气象论》也记载道："人一呼脉再动，一吸脉亦再动。"同时，肺吸入的自然界清气与脾胃运化而来的水谷之精所化的谷气相结合，生成宗气，而宗气的作用是可以"贯心脉"，以推动血液的运行。血液在肺气充沛、宗气旺盛、脉道通畅时才会正常运行。如果肺气虚弱或壅塞，不能助心行血，血液就可能运行不畅，甚至导致血脉瘀滞，以致有心悸胸闷、唇青舌紫等症状出现；相反，血液因心气虚衰或心阳不振而运行不畅，肺气的宣降也会受到影响，会有咳嗽、气喘等症状。

2. 肺主治节

所谓肺主治节，是指肺辅助心脏治理调节全身气、血、津液及脏腑生理功能的作用。《素问·灵兰秘典论》说："肺者，相傅之官，治节出焉。"肺主治节的生理作用主要体现在以下4个方面：

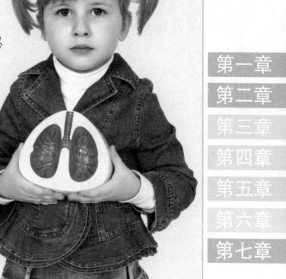

● 调节呼吸运动。呼吸保持通畅均匀，得以正常交换体内外之气。

● 调理全身气机。通过呼吸运动使一身之气的升降出入得到调节，全身气机保持通畅。

● 治理调节血液的运行。肺朝百脉，助心行血，辅助心脏，调节和推动血液的运行。

● 治理调节津液代谢。通过肺气的宣发与肃降对全身津液的输布、运行与排泄进行治理和调节。

由此可见，肺主治节，高度概括了肺的主要生理功能。

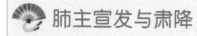 肺主宣发与肃降

1. 肺主宣发

所谓宣发，就是宣通、发散，也就是肺气向上升宣和向外发

第一章
第二章
第三章
第四章
第五章
第六章
第七章

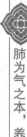

第一章 肺为气之本，养生重养肺

散。肃降是清肃下降的意思，指的是肺气向下的通降作用。肺主宣发主要有以下3点作用：

- 吸清呼浊。
- 布散由脾胃运化来的水谷精微和津液，可外到皮肤毛发。
- 宣发卫气，对肌肤毛窍的开阖进行调节，将代谢后的汗液排出体外。肺的宣发功能如果失调，不能使肺气正常宣发布散，就会出现胸闷、鼻塞、喷嚏、咳喘、呼吸不畅、无汗、肌肤无华、毛发焦枯等症状。

2. 肺主肃降

肺主肃降，具体体现在以下4个方面：

- 吸入自然界的清气。
- 肺居于胸腔上部，位置最高，向下布散吸入的清气和由脾传输于肺的水谷精微及津液。
- 通调水道，使水液代谢产物下输膀胱。
- 将肺和呼吸道内的异物肃清，以便使呼吸道保持洁净。肺的肃降功能如果受损，就会有呼吸表浅或短促，咳嗽、咳痰等症状出现。

肺的宣发与肃降，是相互依存、相互制约的两个对立统一的矛盾运动。宣发功能如果不正常，肃降功能必会受到影响；肃降功能失调，宣发功能自然也会受到影响。宣发与肃降相互协调，肺的功能就能正常运行，气道通畅，呼吸均匀，正常交换体内外气体。宣发与肃降的功能如果失衡，就会有"肺气失宣或肺失肃降"的病变。前者以咳嗽为主要特征，后者以喘促气逆为特征。

🪭 肺在体合皮，其华在毛

皮毛，包括皮肤、汗腺、毫毛等组织，是一身之表。它的作用主要是防御外邪，润泽皮肤和辅助呼吸，调节津液代谢。但它们需要卫气和津液的润泽、濡养。肺与皮毛相合，是指肺与皮毛相互为用的关系。

肺对皮毛主要有以下两点作用：

● 宣散卫气于皮毛，发挥卫气的作用，充皮肤、温分肉、肥腠理、司开阖及防御外邪侵袭。

● 输精于皮毛，即向上向外布散津液和水谷之精于全身皮毛肌腠以滋养之，使之红润有光泽。若肺精亏、肺气虚，既可致卫表不固，表现为自汗或易感冒，又会因皮毛失濡而见枯槁不泽。

同时，皮毛对肺的主要作用也有两点：

● 皮毛能使肺气宣散，以调节呼吸。汗孔在《黄帝内经》中被称为"气门""玄府"，也就是说汗孔既是汗液排泄的重要门户，又是随肺的宣发和肃降交换体内外气体的场所。

● 邪入皮毛可内合于肺。如寒邪客表，郁遏卫气，表现为恶寒发热、头身疼痛、无汗、脉紧等症，若伴有咳喘等症，则表示肺已被病邪所伤。所以，解表与宣肺在治疗外感表证时常同时应用。

🪭 肺开窍于鼻

鼻为肺之窍。鼻与肺直接相连，为呼吸之气出入的通道。鼻位于呼吸道的最上方，通过咽喉、气管等与肺相连，具有主嗅觉、

第一章
第二章
第三章
第四章
第五章
第六章
第七章

通气的功能。鼻的嗅觉和通气功能要依赖肺气。鼻窍因肺气宣畅而通利，呼吸平稳，嗅觉灵敏；如果肺气不利会导致鼻塞不通，呼吸不畅，嗅觉变差。正如《灵枢·五阅五使》载："鼻者，肺之官也。"《灵枢·脉度》载："肺气通于鼻，肺和则鼻能知臭香矣。"所以，鼻部出现的异常变化常被作为临床上诊断肺脏病变的依据之一。如多用辛散宣肺之法治疗鼻塞流涕、嗅觉失常等病症。

肺在液为涕

涕，即为鼻黏膜的分泌液——鼻涕，其作用为润泽鼻窍。鼻涕是由肺精所化，由肺气的宣发作用布散于鼻窍，故《素问·宣明五气篇》认为"五脏化液……肺为涕"。从涕的变化可以得知肺的生理功能是否正常。若肺的功能正常，鼻涕就会润泽鼻窍

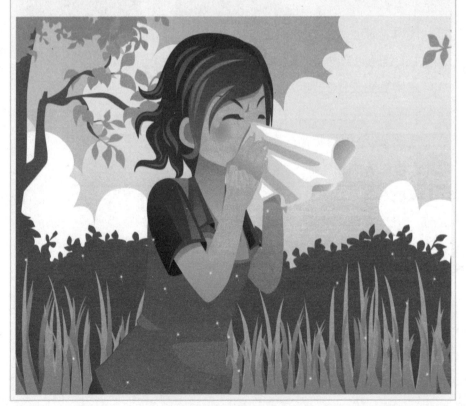

而不外流；若肺被寒邪侵袭，肺气失宣，寒邪凝肺，则鼻流清涕；肺热壅盛，则可能喘咳上气，流涕黄浊；若燥邪犯肺，则又会鼻干而痛。

肺在志为忧（悲）

中医认为"肺在志为忧(悲)"。因忧和悲同属肺志。忧虑和悲伤都是人体正常的情感反应或情绪变化，由肺气、肺精所化，反映肺气、肺精的生理功能。过度悲伤或过度忧虑，都是对人体影响很大的不良情绪。严重时会使肺精、肺气损伤，或直接导致肺气的宣降运动失调。《素问·举痛论》说："悲则气消。"悲伤过度会导致呼吸气短等肺气不足的现象出现。同理，当肺气虚衰或肺气宣降失调时，由于抵抗外来非良性刺激的能力下降，机体易产生悲忧的情绪变化。

肺与秋气相通

五脏与自然界四时相通，肺主秋。肺和秋五行都属金。秋至而暑去起凉风，草木皆凋。肺主清肃下行，为阳中之阴，同气相求，故与秋气相应。秋季的肃杀之气，往往削减夏气的生长太过；肺气的肃降，其实也在一定程度上制约了心火上炎。肺与秋气相通，所以肺金之气应秋而旺，肺的收敛和制约功能强盛。人体气血运行在秋日里也随"秋收"之气而衰落，逐渐过渡至"冬藏"。故养生强调神气也要顺应秋气而渐收。如《素问·四气调神大论》云："秋三月……使志安宁，以缓秋刑，收敛神气，使秋气平，无外其志，使肺气清，此秋气之应，养收之道也。"秋季治疗肺病时，不可过分发散肺气而应顺其敛降之性。此外，秋季气候多清凉干燥，而肺为清虚之脏，喜润恶燥，故秋季常见肺燥之证，在临床上表现为干咳无痰、口鼻干燥、皮肤干裂等症。

第一章
第二章
第三章
第四章
第五章
第六章
第七章

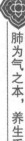

肺与五色、五行、方位及表里关系

　　肺与五色中的白色相对应，五行属金，方位为西方，肺部疾病都会引起面色发白。《灵枢·本输》曰："肺合大肠。"即"肺与大肠相表里"。这种表里关系，表现在肺和大肠的生理、病理等多方面相互影响，互为补充，形成了一种密不可分的依赖关系。肺与大肠相表里，手太阴肺经属肺络大肠，二者在生理病理上有密切关系，因此肺部疾病一般也会引起大肠的不适，如排便的异常，这也是很多肺病患者出现便秘的原因。

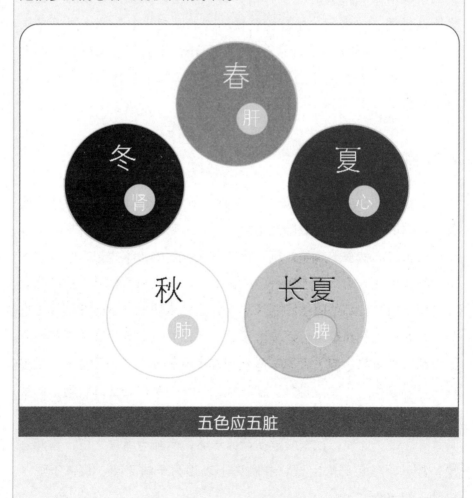

五色应五脏

养好肺则气顺

第一章
第二章
第三章
第四章
第五章
第六章
第七章

气不顺的原因

中医学认为，气不顺属于肺气不宣的范畴。不宣，是不能宣通的意思。肺司呼吸而开窍于鼻，外合皮毛。在正常情况下，肺的这些功能正常，肺气宣畅，人的呼吸就会顺畅，不会出现憋闷的感觉，鼻子也不会塞。如因外邪侵袭，皮毛闭塞，肺气不能宣通，可出现恶寒发热、鼻塞流涕、打喷嚏、无汗、咳嗽等一系列上呼吸道症状。肺气不宣与肺气不利有某些相似之处，但习惯上肺气不宣多指外感表证；肺气不利多指内伤杂病，易出现水肿、气喘等病症。

气不顺的具体表现

中医学认为，肺主宣发肃降，所谓宣发就是肺气向外布散和向上升宣的作用，可以将体内的浊气排出，吸入大自然的清气，同时可以将脾转输的津液和水谷精微布散到全身。肺的呼吸运动会受肺气不足或气机升降出入异常的影响，从而出现呼吸异常，即气不顺。气不顺具体表现在以下几个方面：

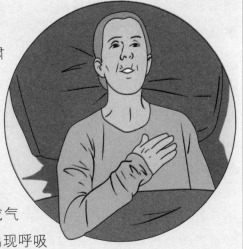

● 肺主宣发肃降，如果肺气不宣，常会有咳嗽、鼻塞、恶寒、

发热、无汗甚则喘息等症状。

●如果肺气不足就会出现呼吸无力或少气不足以息以及语音低微、身倦无力等气虚的症状。肺主行水，为水之上源。肺气虚不能通调水道，影响水液的输布代谢而咳痰清稀，甚至出现水肿

●肺失清肃，可能会有胸闷、咳嗽、气喘等肺气上逆的症状，同时还会使水液不能下输于膀胱，而有痰饮、小便不利、尿少、水肿等水液障碍的症状。

🪭 气顺则百病不生

"气"是人体赖以维持生命活动的重要物质，肺主人体上下表里之气。肺有"华盖"之称，在五脏六腑中位置最高，负责人体内外气体的交换。全身的气都是通过呼吸从属于肺的，气的生成和气机调畅的基本条件是肺的呼吸调匀。肺脏通过不断地吐故纳新、呼浊吸清来促进气的生成，对气的升降出入运动进行调节，以此来保证人体新陈代谢的正常运行。因为肺脏的强弱与其他脏腑的功能有着直接关系，并影响着疾病的发生、转归和治疗，所以一旦有气不顺的现象，则会出现很多病症，甚至很多看似与肺毫不相干的病也是肺的功能失调所致。

因此，养生重养肺为历代养生家所推崇。养生保健的诸多功法强调呼吸吐纳，就是借助肺的呼吸来培养正气，调和脏腑，使气机通畅，从而达到增强人体的抵抗力、祛病延年的目的。

🪭 肺经和大肠经的关系

肺经与大肠经同属十二正经。肺经起自中焦（腹部），向下绕络于大肠，再返回向上沿着胃的上口贯穿膈肌，入属肺脏，从肺系（气管、喉咙）横行出胸壁外上方，走向腋下，沿上臂内侧前缘向下循行，至肘中后再沿前臂内侧桡骨边缘下行至寸口（桡动脉搏动

处），又沿手掌大鱼际外缘出拇指桡侧端。其支脉从腕后桡骨茎突上方分出，经手背虎口部至食指桡侧端。脉气由此与手阳明大肠经相接。手阳明大肠经起于食指桡侧端（商阳穴），经过手背循行于上肢外侧前缘，上肩，至肩关节前缘，向后与督脉在大椎穴处相会，再向前内入锁骨上窝（缺盆穴），进入胸腔络肺，通过膈肌下行，入属大肠，与手太阴肺经相表里。

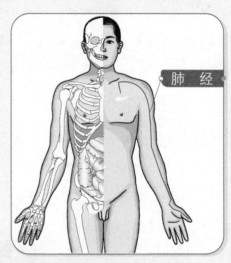

肺经

肺经和大肠经就好像是一对夫妻。肺主外为男，大肠主内为女。与此类似，大肠得到肺吸入的新鲜空气后，才能正常运转，清除糟粕，将"家"打理干净。

第一章
第二章
第三章
第四章
第五章
第六章
第七章

🪭 常按膻中穴、云门穴有助顺气

凡具有疏通气机、消除气滞、通经活络功效的穴位，称为理气穴。临床上常用的理气穴有膻中穴和云门穴。

1. 膻中穴

膻中穴又名元见，因其偏于治疗上焦气病又称之为上气海。它属于任脉，是手厥阴心包经的经气聚集之处，《针灸大成》称其为"足太阴、少阴、手太阳、少阳、任脉之会"。此外，一身宗气会于膻中穴，故又有"气会膻中"之说。

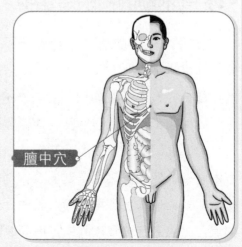

膻中穴

【精确定位】此穴位于胸部

第一章
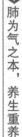肺为气之本，养生重养肺

前正中线上，两乳头间，平第4肋间隙。

【操作方法】以擦法治疗，即用手掌的大鱼际、掌根或小鱼际，在穴处进行直线来回摩擦，以感觉局部发热即可。

【功效主治】具有理气开胸、降气通络的功效。常用于治疗心胸疾病，如心胸痛、乳腺增生、咳嗽、哮喘等病症。

2. 云门穴

云门穴为手太阴肺经脉气所发，内应上焦肺气，为肺气出入之门户，故名，是宣通肺气之要穴。

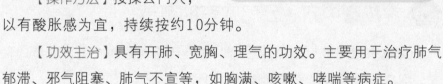

云门穴

【精确定位】云门穴位于胸前正中线旁开6寸，锁骨外端下方的凹陷处。

【操作方法】按揉云门穴，以有酸胀感为宜，持续按约10分钟。

【功效主治】具有开肺、宽胸、理气的功效。主要用于治疗肺气郁滞、邪气阻塞、肺气不宣等，如胸满、咳嗽、哮喘等病症。

气不顺的预防与调护

一身之气由肺所主，若肺气不宣，则气不顺，气不顺，就会影响人体的各个脏腑，所以，对于每个人而言，养肺都是至关重要的。那么，气不顺应如何预防与调护呢？

●中医学认为，悲伤肺，而喜胜悲，笑能宣肺养肺。这已得到现代医学的证明。因为笑能使胸廓扩张，增加肺活量，伸展胸肌并可以宣发肺气，使人体气机得到调节，消除疲劳，恢复体力，解除胸闷，祛除抑郁，使肺气宣肃有序。若能在清晨锻炼时开怀大笑，可有足够的大自然的清气被吸入肺中，而同时呼出浊气，使气血调和。

● 应注意预防感冒，气候变化时要及时加减衣服。卧室应通风换气，保持空气新鲜，应尽可能避免接触刺激性气体、粉尘等，更应戒烟。饮食宜清淡，多食易消化食物，忌辛辣、生冷等食物。

● 多进行深呼吸，有节律地吸入氧气、呼出二氧化碳。可以加强肺泡的

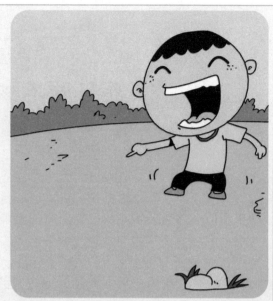

收缩力，对排出二氧化碳起到帮助作用。肺内存留的气体越少，肺内压就越低，通过深长的呼吸，就可以摄取更多的新鲜空气，这就是吐故纳新的作用。

♥ 温馨提醒

　　专家指出，生冷饮食对肺有伤害。另外，虽然肺喜辛辣，但也不能过食。以粗粮饮食为主，膳食纤维含量丰富的水果蔬菜也要多吃。只要保持大便通畅，就能使肺气肃降有序，就能增强我们的健康，延长我们的寿命。

第一章
第二章
第三章
第四章
第五章
第六章
第七章

第一章

肺为气之本，养生重养肺

养好肺不咳嗽

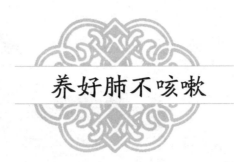

🪭 什么是咳嗽

咳嗽是一种常见的呼吸道突发性症状，是因气管、支气管黏膜或胸膜受炎症、异物、物理或化学性刺激所引起的，咳嗽的时候先是关闭声门，呼吸肌收缩，然后肺内压升高而声门张开，肺内空气喷射而出，大多伴随有声音。咳嗽具有清除呼吸道异物和分泌物的保护作用。咳嗽的病因很多，及时查明病因才能根治。如果咳嗽由急性转为慢性，往往会给患者带来更大的痛苦，出现如气喘、胸闷、咽痒等症状。

🪭 肺阴虚咳嗽

肺阴虚证会在多种疾病中出现，其临床表现不一，因此治法也不尽相同。肺阴虚型咳嗽常常表现为干咳少痰，或痰中带血、咽干、潮热颧红等特点，这是由肺阴亏虚、肺失濡润而虚热内生、肺气上逆所引起的。

临床表现为干咳，痰少而黏或痰中带血，咽干，形体消瘦，声音嘶哑，午后潮热，五心烦热，颧红，盗汗，舌红少津，脉细数。

肺阳虚咳嗽

肺阳虚证是指肺阳不足、气虚卫外不固而出现的证候，又称肺虚寒证。其多是内伤久咳、久哮、肺气耗损所致。

临床表现为咳吐涎沫，质清稀且量多，自汗，气息短微，形寒肢冷，背寒，易感冒，面白神疲，口不渴，舌质淡胖，苔白滑润，脉迟缓或迟弦。

♥温馨提醒

肺阳虚者多为年高体弱、素体阳虚，每到寒冬季节病情就会加剧，甚则出现咳喘频频不能平卧等症状。本证亦易发于寒冷高原地区，因高原气候凛冽，寒易伤阳。

第一章
第二章
第三章
第四章
第五章
第六章
第七章

引起咳嗽的原因

从现代医学的角度来看，引起咳嗽的原因主要包括以下几个方面：

●气候因素。温度、湿度、气压的改变会诱发咳嗽，所以寒冷的秋冬季节是呼吸道疾病高发期。

●胸膜疾病。发生胸膜炎、自发性气胸等均会引发咳嗽。

●心血管疾病。心血管疾病引发肺水肿、肺栓塞和肺瘀血等疾病时也会导致咳嗽。

●呼吸道疾病。咽喉炎、气管支气管炎、肺炎、肺结核和呼吸道出血、肿瘤，异物、吸入刺激性气体均会导致咳嗽。

●心理因素。心理因素的刺激能控制主动咳嗽和抑制咳嗽反射。

●过敏、剧烈运动、药物反应等都会引发咳嗽。

第一章　肺为气之本，养生重养肺

咳嗽的预防与调护

　　生活作息要有规律，注意休息，睡眠要充足，要坚持锻炼身体，不动则精神萎靡，动则神采奕奕。运动有益于增强体质，预防咳嗽。饮食上应避免辛辣，避免耗损体内津液，多食甘润清淡的食物以滋阴保津。多吃些生梨、金橘、鲜藕、荸荠、山楂、黄瓜、芝麻、核桃、蜂蜜等。保持居室内的湿度适宜，这能在一定程度上滋润皮肤和呼吸道。要适当补充水分，促进机体的新陈代谢。另外，日常生活中要注意保暖，避免受寒。

　　下面介绍3个调护婴幼儿咳嗽的小方法：

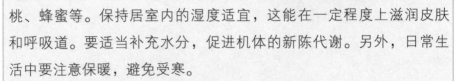

① 中药外敷法 ➡ 　　一些比较安全有效的中药外敷方法也是可以使用的，很多婴幼儿由于生理原因，治疗咳嗽时口服药物很容易呕吐，喂药因此变得很困难，这时用一些外贴药配合治疗会有事半功倍的效果。如夏季使用的三伏贴等，三伏贴亦适用于日常预防感冒、咳嗽。

② 热饮止咳法 ➡ 　　多喝温热的开水有助于缓解宝宝呼吸道黏膜的紧张状态，使黏痰变得稀薄，促进痰液的咳出。最好给宝宝喝温开水或温的牛奶、米汤等，也可给宝宝喝鲜果汁，但果汁不宜选橙汁、西柚汁等柑橘类的果汁，应选苹果汁和梨汁等刺激性较小的。

第一章
第二章
第三章
第四章
第五章
第六章
第七章

③ 夜间抬高宝宝头部	→	宝宝如果在入睡时不停地咳嗽，可以抬高其头部，会在一定程度上缓解咳嗽的症状。对大部分由感染引起的咳嗽，将头部抬高是有助于缓解咳嗽症状的，因为平躺时鼻腔内的分泌物很容易流到咽喉，导致咽喉瘙痒，致使夜间咳嗽加剧，而抬高头部可减少鼻分泌物向咽喉引流。另外，还要经常调换睡姿，这有利于呼吸道分泌物的排出。

咳嗽不能立即吃抗生素和止咳药

咳嗽是秋冬季节常见的病症，也是人体自我保护性呼吸反射动作，在吃饭不小心有米粒呛入喉管时可通过剧烈的咳嗽排出米粒；发生气管炎、肺炎时，通过咳嗽、咳痰，可以排出肺内的细菌及组织破坏产物。而治疗咳嗽时若用药不当，不仅延误治疗，而且会使病情加重。不少人在咳嗽初期就急忙吃抗生素和止咳药，这其实是种不妥当的做法。大多数人因感冒引起咳嗽时，应先治疗感冒、化痰，此时解表药、化痰药才是合适的，而并非马上吃抗生素和止咳药。其实咳嗽是身体的一种保护性反应，可以通过咳嗽排出痰液。如果误用了止咳药，反而排不出痰，甚至随着咳嗽时间的延长还会导致气管炎，这对病情无疑是"雪上加霜"。

俗话说："病是三分治，七分养。"治疗咳嗽应加强饮食调护，注意食补养肺。少吃辛辣燥热之品，适当吃一些养阴生津之品，例如百合、蜂蜜、梨、莲子、银耳、葡萄，以及各种新鲜蔬

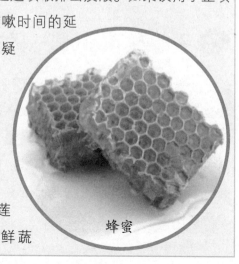

蜂蜜

菜等柔润的食物。银耳大米粥、莲藕大米粥、山药大米粥、大枣银耳羹，调入适量白糖或冰糖，都可供选用。

干咳咽痒不能滥吃润喉片

干咳时咽部发痒、疼痛，这是多数人都曾遇到的问题，不少人会选择各种各样的润喉片来缓解不适。然而，不论是中药还是西药，润喉片都不能有效缓解咽部的干痒、疼痛等问题。

1 中药润喉片	中药润喉片大多是通过刺激黏膜达到生津止渴的作用，对于由病毒引起的口腔或咽喉炎，不但不会减轻不适，还会加重原来的症状。
2 西药润喉片	西药润喉片一般都含碘成分，主要用来杀灭口腔和咽喉部位的致病菌，适用于口腔或咽喉炎症，但如果过量服用有可能把口腔中的有益细菌也杀掉，反而使致病菌更容易侵入人体。

因此，使用润喉片前，要首先弄清楚引起口腔或咽喉不适的原因，再选择合适的药物进行治疗或到医院就诊。

不能为了"润肺"吃生梨

不论是风寒还是风热引起的咳嗽，都要特别注意生病期间忌食寒凉的食物。大多数人以为咳嗽时吃点生梨可以"润肺"，但这种做法其实在感冒初期应特别谨慎。梨是偏寒凉的食物，而所有寒凉食物对肺和胃都有一定的伤害。中医学认为，感冒、咳嗽时人的肺气已经受损，如果再吃寒凉的食物，对患者的肺而言无异于受到"两重伤害"。

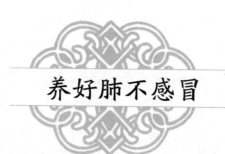

养好肺不感冒

第一章
第二章
第三章
第四章
第五章
第六章
第七章

什么是感冒

感冒是感受风邪或时行病毒等，引起肺的功能失调，出现以鼻塞、流涕、喷嚏、头痛、恶寒、发热、全身不适等为主要临床表现的一种外感疾病。

感冒为常见多发病，其发病之广，个体重复发病率之高，是其他任何疾病都无法与之相比的。一年四季均可发病，以冬春季为多。感冒轻者虽可不药而愈，重者却能影响工作和生活，甚至可危及小儿、年老体弱者的生命，尤其是时行感冒暴发时，迅速流行，感染者众多，症状严重，甚至导致死亡，造成严重后果。而且，感冒也是咳嗽、心悸、水肿、痹证等多种疾病发生和加重的因素。故感冒不是小病，须积极防治。

感冒发热

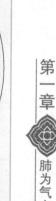

第一章　肺为气之本，养生重养肺

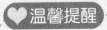♥温馨提醒

感冒易伤肺

　　感冒虽是小病却不能忽略，这是因为感冒是"百病之源"，容易损伤肺脏。医学专家指出：感冒的病原体90%以上是病毒，其中鼻病毒、冠状病毒占60%。如果患上病毒性感冒，很容易导致机体免疫力下降，进一步造成脏腑器官的感染，其中较容易损伤的就是肺脏。所以，感冒后一定要及时就医，查明原因并及时治疗。

 时行感冒的防治

病因

　　时行感冒多与气候突变、寒温失常有关，如春季应暖反寒，冬季应寒却暖等，非时之气夹时行病毒侵袭人体而致病。另外，也与人体的正气强弱有关，若起居不慎、寒温不调、过度劳累等，均可使卫外功能减弱，感受外邪而发病。

症状

　　患者的症状与风热感冒的症状相似。但时行感冒的患者较风热感冒患者的症状重。患者可表现为突然畏寒、高热、怕冷、寒战、头痛剧烈、全身酸痛、疲乏无力、鼻塞、流涕、干咳、胸痛、恶心、食欲不振等，婴幼儿或老年人可能并发肺炎或心力衰竭等疾病。

治疗

　　治疗应以清热解毒、疏风透表为主。患者可选用防风通圣丸、重感灵片、重感片等药物治疗。

注意

　　如果时行感冒的患者单用银翘解毒片、强力银翘片、桑菊感冒片或牛黄解毒片等药物治疗，则疗效较差。

第一章
第二章
第三章
第四章
第五章
第六章
第七章

预防 时行感冒患者应卧床休息，多饮水。此病流行期间应减少集会，一旦发生疫情，应及时隔离。

 ## 风寒型感冒的防治

病因 风寒感冒是风寒之邪外袭、肺气失宣所致。其起因通常是劳累，免疫力下降，再加上吹风或受凉所致。风寒感冒通常秋冬季节发生比较多。

症状 患者除了有鼻塞、喷嚏、咳嗽、头痛等一般症状外，还有畏寒、低热、无汗、流清涕、吐稀薄白色痰等特点。

治疗 治疗应以辛温解表为原则。可选用感冒清热冲剂、通宣理肺丸、九味羌活丸、午时茶颗粒等药物治疗。若患者兼有内热便秘的症状，可服用防风通圣丸治疗。

注意 风寒型感冒患者忌用桑菊感冒片、银翘解毒片、复方感冒片、羚翘解毒片等药物。

预防 注意保暖，加强体育锻炼，提高免疫力，也可在季节变换前提前打预防针。

 ## 风热型感冒的防治

病因 风热感冒是风热之邪犯表、肺气失和所致。

第一章　肺为气之本，养生重养肺

| 症状 | 患者除了有鼻塞、流涕、咳嗽、头痛等感冒的一般症状外，还有发热重、痰液黏稠呈黄色等特点。 |

| 治疗 | 治疗应以辛凉解表为原则。患者可选用感冒退热冲剂、板蓝根冲剂、银翘解毒丸、羚羊解毒丸等药物治疗。 |

| 注意 | 风热型感冒患者忌用九味羌活丸、理肺丸等药物。 |

| 预防 | 注意休息，保证睡眠，多喝水，并严格控制饮食。忌烟酒，忌辛辣煎炸刺激性食物。少吃肉类，多吃蔬菜水果，雪梨、火龙果、白萝卜等均有清热的作用。另外，应保持大便通畅。 |

暑湿型感冒的防治

| 病因 | 暑湿型感冒多发生于夏季或夏秋交界之时，因夏季暑湿之气过盛，加之在空调房间待得太久，或过食生冷，感受暑湿夜寒，致寒邪直中胃肠所致。 |

| 症状 | 表现为高热或身热不扬、汗出不透、口淡无味、头痛、头胀、腹痛、腹泻等症状。 |

| 治疗 | 治疗应以清暑、祛湿、解表为主。患者可选用藿香正气水、十滴水等药物治疗。 |

第一章
第二章
第三章
第四章
第五章
第六章
第七章

 注意 如果患者胃肠道症状较重，不宜选用保和丸、山楂丸、香砂养胃丸等药物。

 预防 夏季空调温度不要低于27℃，室内外温差不超过5℃，勤开窗通风，避免在太阳下长时间暴晒，多喝白开水，多吃蔬菜水果，养成良好的生活习惯。

哪些感冒需要用抗生素

虽然抗生素在很多时候治疗细菌性感冒的疗效很好，但是滥用抗生素对人体是非常不利的。那么，有哪些感冒需要用到抗生素呢？

1. 感冒超过一周

病毒性感冒时间太长可能伴发细菌感染，如果感冒症状持续超过10天，使用抗生素的概率就会明显增大。

2. 感冒时发热打寒战

既发热又怕冷、打寒战是细菌感染的标志性表现。不过，得了流感也可能发热。如果正处于流感盛行期间，不必急着用抗生素。

3. 感冒时流黄绿色鼻涕

绿色或黄色鼻涕也是细菌感染的特征之一，但需要注意，病毒感染表现多样，除了清鼻涕有时也会出现绿色的鼻涕。

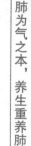

第一章 肺为气之本，养生重养肺

4. 咽喉红肿

咽喉红肿、咽部黏膜上有脓点，这是细菌感染的又一特征。另外，如果除了咽痛，没有流鼻涕、打喷嚏等其他感冒症状，很可能是链球菌感染。应尽快做个咽拭子检查，以便明确是否需要抗生素治疗。

♥温馨提醒

出现鼻塞等感冒症状时，能够决定是否需要用抗生素以及用何种抗生素治疗的唯一"铁证"是实验室检查。医生通过提取鼻腔或口腔、咽喉黏液，经过实验室培养得出化验结果，但这需要1~2天时间。

感冒一周未愈需及时就诊

年老体弱者感冒后容易发生并发症。常见的并发症有鼻窦炎、急性眼结膜炎、中耳炎、扁桃体炎、支气管炎、肺炎等，有的可发生风湿热、肾炎、心肌炎等，慢性病患者可使原有疾病加重或出现相应的并发症，如心功能不全患者出现明显的心衰症状，糖尿病患者出现酮症酸中毒等。

因此，如果感冒症状严重或与平时感冒的症状有所不同，或感冒已有一周但仍未好转，就需去医院就诊，从而明确是否出现了并发症或患有其他疾病，以便及早给予相应治疗，控制病情。

哪些人容易患上呼吸系统疾病

医护人员

调查发现，有8%～12%的从事健康护理的医护人员戴的乳胶手套中含有粉渣，这种物质会导致严重的哮喘型过敏反应。粉渣通过空气可以传播，即使自身不使用乳胶手套，当在同一个房间里有戴乳胶手套的同事时，与之接触的人逐渐地也会出现过敏。

尽可能地减少自身与乳胶手套接触的机会对呼吸系统健康有帮助，但对于医护人员来说，不使用手套并非是一个好的选择。如果对粉渣严重过敏，可能会使一些医护人员的职业生涯终结。

建筑业从事者

从事拆卸或翻修房子的工人会经常把粉尘吸入肺内，引发肺癌、间皮瘤和尘肺等肺病的风险很大。尘肺是一种可导致肺部出现结节性纤维化的疾病。

第一章
第二章
第三章
第四章
第五章
第六章
第七章

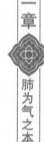

第一章　肺为气之本，养生重养肺

因此，当从事建筑类工作时，宜戴口罩，穿防护服，同时避免吸烟，这些都对呼吸系统健康有帮助。

纺织业人员

石棉肺又称石棉沉着病，这类患者大部分是从事纺织业的人群，包括从事家具装饰材料、毛巾类、袜类、床单类、衣服类制造的人。这部分人群把从纺织棉或其他材料中释放出的石棉粉尘大量吸入肺中，久而久之就会阻塞肺部气流。

对纺织业人员来说，工作环境宜保持通风，工作时要戴口罩，这些都有益于呼吸系统健康。

酒吧人员

在烟雾缭绕的酒吧里工作的人员患呼吸系统疾病的概率也很高，尤其是在酒吧长期吸入二手烟者。如今，许多国家禁止人们在餐厅和酒吧吸烟，使这部分从业人员的健康得到了保障。据研究表明，那些已禁止吸烟的城市已经显著改善了酒吧侍者的呼吸系统健康。不过如果你是在允许吸烟的酒吧里工作，要想对你的呼吸系统健康有所帮助，宜改善工作环境的通风状况，并戒烟限酒。

制造业人员

职业性哮喘在从事机动车制造业的人群中患病率较高，尤其是从事机动车类维修的人群。自动喷涂油漆如异氰酸酯和聚氨酯产品等会刺激皮肤而导致皮肤过敏，同时会导致胸闷和严重的呼吸困难。一旦对其过敏，即使吸入异氰酸酯的量很少也会引起哮喘发作。大约有5%的喷漆从业者患有过敏反应，如果你是这5%的不幸人群中的一员，就应该远离油漆类产品。将手套、口罩以及护目镜戴好，并保持工作环境的通风，这些都是预防疾病的有效措施。

工厂的工人们与粉尘、化学品直接接触，这使患慢性阻塞性肺病的风险也加大了。在食品加工厂中有一种用于微波爆米花以及速食食品中的矫臭剂成分——双乙酰，它会破坏人的呼吸系统功能，甚至有时还会导致纤维闭塞性细支气管炎的发生。因此，建议当你将双乙酰放入大锅中混合时，盖上盖子，并将过滤面罩戴上。

婴幼儿

婴幼儿时期的孩子还没有完整的免疫功能，防御功能尚未充分发育，容易患肺炎，而且一旦发病则较为严重。1岁以下婴儿因为免疫力较低而导致肺炎容易扩散、融合并延及两肺；1岁以上及体质较强的幼儿，机体反应性逐渐成熟，局限感染的能力增强，肺炎往往出现较大的病灶，如局限于一叶，则为大叶性肺炎。由于婴幼儿的肺炎发病率高，并发症也较多，肺炎成为婴幼儿死亡的主要原因之一，因此加强对本病的防治非常重要。

预防宝宝患呼吸系统疾病，平时要多让孩子进行户外活动，锻炼身体，要多晒太阳。室内要经常开窗通风，保持空气流通，气候变化时及时增减衣服，孩子既不能受凉，也不能捂得满头大汗。感冒流行的季节，少去公共场所，以降低小儿得病的概率。

通风

第一章
第二章
第三章
第四章
第五章
第六章
第七章

第一章 肺为气之本，养生重养肺

老年人

　　老年人容易得呼吸系统疾病主要是因为随着年龄的增长，呼吸系统功能慢慢衰退，加上老年人抵抗力也比较弱，所以容易感染呼吸系统疾病。

　　老年人预防呼吸系统疾病要忌生冷的食物。生冷的食物能够遏制脾阳和肺阳，生痰滋湿，使心悸、咳嗽、气喘等病情加重。尽量多饮水，吃半流质或易消化食物，以利于痰液的排出。忌烟酒，少吃或不吃辛辣刺激性食物，以免刺激气道导致剧烈咳嗽。

第二章

智慧养生，养肺是一个系统工程

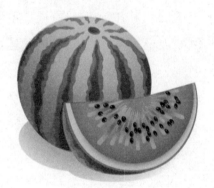

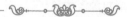

  中医认为，肺与其他脏腑具有十分密切的关系，一旦肺脏出现问题或发生疾病，则会导致其他脏腑出现症状或征兆，反之亦然，因此，养肺是一个系统工程。基于此，就有必要对肺与其他脏腑的关系有一个大概的了解。

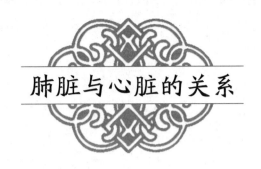

肺脏与心脏的关系

肺与心的关系主要表现：气和血的关系

心肺同居上焦。心主血，肺主气；心主行血，肺主呼吸。这就决定了心与肺之间其实就是气和血的关系。

心主血脉，上朝于肺，肺主宗气，贯通心脉，两者相互配合以使气血的正常运行得到保证，并使机体各脏腑组织的新陈代谢得以维持。因此，我们说气为血之帅，气行则血行，血为气之母，血至气亦至。气属阳，血属阴，血的运行虽为心所主，但必须依赖肺气的推动。宗气积于肺部必须贯通心脉，得到血的运载，才能发散全身。

肺朝百脉，助心行血，是保证血液正常运行的必要条件；只有血液正常循行，肺主气的功能才能正常进行。宗气的生理功能是贯心脉而司呼吸，从而使血液循环和呼吸之间的协调平衡得到加强。因此，宗气是联结肺之呼吸以及心之搏动的中心环节。心与肺、血与气是相互依存的。气行则血行，血至气亦至。因此，血如果没有气的推动就会失去统帅而瘀滞不行；气如果没有血的运载就会无所依附而涣散不收。在病理上，肺的宣肃功能失调会使心主行血的功能受到影响，导致血液运行失常。反之，心的功能失调就会引起血行异常，也会使肺的宣发和肃降受到影响，而引起心肺亏虚、气虚血瘀等症状。

怎样既能养肺又能养心

在《黄帝内经》中就有关于心肺的记载，心肺相通，心脏如果功能失调，也会牵连到肺，如果肺脏健康就能吸收更多的氧气提供给心脏。所以，将肺、心一起调养较为合适。

生命在于运动，养肺养心最好还是每天坚持做有氧运动，如慢跑、散步、打羽毛球、太极拳等，尤其是太极拳，轻灵沉稳，缓慢柔和，所以常练太极拳有利于调养心肺。

另外，还可以常吃一些润肺养心的食物。大部分的白色食品如百合、莲子等对养心润肺很有帮助。俗话说"冬吃萝卜夏吃姜"，萝卜可清肺理气，秋冬时节多吃萝卜好处多多。也可以选吃川贝蒸梨，对润肺、清肺、补肺同样有效果。除了以上几种食物，柠檬、大枣也是养心养肺的食品，柠檬能够滋阴去火，而大枣有安神健脾的功效。

第一章
第二章
第三章
第四章
第五章
第六章
第七章

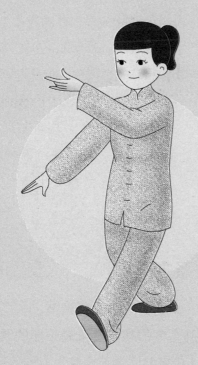

第二章 智慧养生，养肺是一个系统工程

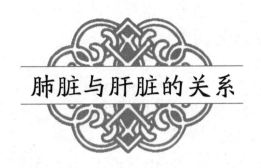

肺脏与肝脏的关系

肺与肝的关系主要表现一：气机升降

　　肝主升，肺主降，肝气升动，则气机调畅，血行通利；肺气肃降，则能"通调水道，下输膀胱"。二者相互协调一升一降，共同维持全身气机的升降平衡。升降得宜，出入交替，则气机舒畅。通过肝肺气机的升降运动可以很好地调节全身的气机和人体气血津液的运行。

　　病理上，由于各种原因导致肝肺气机升降失常，人体气机升降失常，则变生诸多病症，如外感六淫，或痰浊上犯，导致肺失清肃，气滞不畅，可出现胸闷咳嗽、喘息气急等症。肺失肃降，气滞不畅，必致肝升异常，而见情志不舒、胁肋胀满之症。反之，若邪热蕴结肝胆，临床除见胁痛善怒、口苦目赤之外，亦可出现胸痛咳嗽甚至咯血等肺失肃降之症。此即所谓肝火犯肺证，治当泻肝清肺，以复其升降之职。若肝气不足，升发无力，气机下陷，亦可导致肺降失常。

肺与肝的关系主要表现二：气血运行

　　肝藏血，主疏泄，对全身气血进行调节；肺主气，司呼吸，对一身之气进行调节。肺主气的功能需依赖于血的濡养，肝藏血的功能又有赖于气的运行。二者共同调节全身气血的运行。

总之，全身气血的运行，虽依赖于心所主，但又需要肺主治节及肝主疏泄和藏血作用的制约，故肺与肝对气血的运行也有一定的调节作用。

怎样既能养肺又能养肝

● 养肝宜多吃动物肝脏、蛋类、瘦肉、鱼类、豆制品、牛奶等；养肺宜多吃百合、银耳、梨等。

● 有内热的人，养肺要注意清热化痰解毒，可吃些绿豆、芹菜、苦瓜、芥蓝、白菜、萝卜等以去火。

第一章
第二章
第三章
第四章
第五章
第六章
第七章

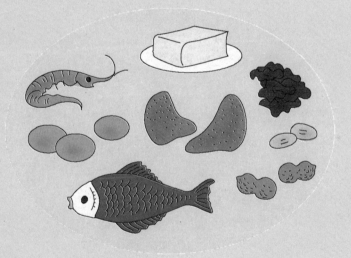

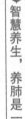

第二章 智慧养生，养肺是一个系统工程

● 阴虚的人，养肺要多吃一些银耳、百合、莲子、梨、藕、萝卜、荸荠、山药、豆浆、蜂蜜等具有滋阴润肺作用的食物。

● 日常要多喝水，最好每天主动喝6~8杯水，其中晨起一杯温开水较为重要，因为经过一夜的睡眠，排尿、皮肤蒸发及口鼻呼吸等，已流失不少水分，人体已经处于缺水状态，小支气管内的痰液已变得黏稠不易咳出了，清晨饮水，可缓解呼吸道缺水的情况。

● 大量饮酒、过度疲劳、高脂肪饮食都会严重损伤肝脏，要注意避免。

● 保持愉快的心情，宜安养神气，宁神定志，忌抑郁恼怒，以使肺气清肃，肝气调达。对呼吸系统来说，大笑能使肺扩张。人在大笑时还会不自觉地进行深呼吸，清理呼吸道，使呼吸通畅。另外，开怀大笑时，身体可吸收更多的氧气，让身体的每个细胞都能获得充足的氧气。

●进行适量的运动，开展一些如散步、踏青、打球、打太极拳等适合时令的户外活动，既能使人体的气血通畅，吐故纳新，强身健体，又能养肝、护肺。

肺脏与肾脏的关系

 ## 肺与肾的关系主要表现一：呼吸运动

肺司呼吸，肾主纳气。虽然由肺主导人体的呼吸运动，但需要肾的纳气来协助。只有肾气充足，才能使吸入之气经过肺之肃降而下纳于肾。呼吸的生理活动由肺肾相互配合共同完成。所以说，"肺为气之主，肾为气之根"。

 ## 肺与肾的关系主要表现二：水液代谢

肺为水之上源，肾主水。肺与肾在水液代谢过程中存在着标和本的关系。肺主行水而通调水道，只有经过肺的宣发和肃降，精微津液才能布散到全身各个组织器官中去，浊液才能下归于肾而输入膀胱。因此，虽然小便是出于膀胱，但实际上水之上源是肺。而主水之脏为肾，有气化升降水液的功能，又主开阖。水液下归于肾后，通过肾的气化，使清者升腾，通过三焦回流到体内；浊者变成尿液而输入膀胱后，从尿道排出体外。肺肾两脏共同调节水液代谢。但肾主水液的功能在两者调节水液代谢过程中居于重要地位。因此我们说，水液代谢障碍"其本在肾，其末在肺"。

 ## 肺与肾的关系主要表现三：阴液互资

肺与肾之间的阴液可以互相滋生。从五行的关系上来说，肺属

第一章
第二章
第三章
第四章
第五章
第六章
第七章

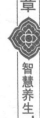

第二章 智慧养生，养肺是一个系统工程

金，肾属水，金能生水，水为金之子，肺肾相生。充足的肺阴能输精于肾而充盛肾阴，保证肾的功能旺盛。水能润金，肾阴是一身阴液的根本，肾阴充足，循经上润于肺，使肺气清宁、宣降正常。所以，《医医偶录》中有言，"肺气之衰旺，全恃肾水充足，不使虚火炼金，则长保清宁之体"。

怎样既能养肺又能养肾

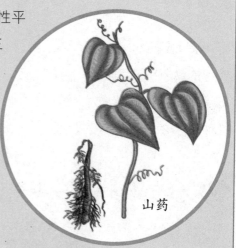

山药

● 山药归肺、脾、肾三经，性平味甘，是很好的平补肺、脾、肾三脏的上品，因此，养肺益肾要多吃山药。山药可以清蒸，也可以煮粥，或将山药与鸡肉、排骨一块儿炖着吃。

● 身体弯腰向前倾时吐气，挺胸收腹时用鼻子吸气，来回做50次即可。

● 平时要多做扩胸运动。扩胸运动可有效消除肺部因伏案而造成的疲惫感，增强心肺功能。

● 保养肾脏的运动：站姿，两掌心对搓至掌心发热后，分别放于腰部，上下摩擦腰部，以有热感为宜，早晚各一遍。

肺脏与脾脏的关系

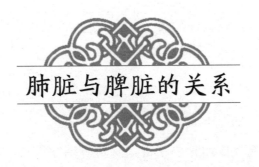

肺与脾的关系主要表现一：气的生成

肺主气，脾益气，两者相互促进，形成后天之气。脾主运化，为气血生化之源，但脾运化水谷之气，必赖肺气的宣降方能输布全身。而肺维持正常生理活动所需的津气，又要靠脾运化的水谷精微来充养，故脾能助肺益气。

若脾气虚弱，营养障碍，抗病力降低，则易患肺病，肺气久虚，精气不布，致体虚乏力，则脾虚益甚，形成脾虚→肺虚→脾虚的恶性循环。常出现食少、便溏、消瘦、面色苍白、懒言、咳嗽等脾肺俱虚的证候。

肺与脾的关系主要表现二：水液代谢

脾应运化水湿，肺应通调水道。人体的津液由脾上输于肺，再通过肺的宣发和肃降而布散至周身及下输膀胱。脾之运化水湿有赖肺气宣降的协助，而肺的宣降又靠脾之运化以帮助，两者相互合作，共同调节体内水液代谢。如果脾虚不运，水湿不化，聚湿为

第一章
第二章
第三章
第四章
第五章
第六章
第七章

痰、为饮，故有久咳不愈及痰多而稀白之症，其病在肺，其本在脾。脾主痰之动，痰之成贮于肺，脾不伤不久咳而肺不伤则不咳。

怎样既能养肺又能养脾

● 尽量少吃生冷的食物，否则脾胃等消化系统会因外热内寒而诱发疾病。

● 日常饮食不妨在菜肴中适当加入一些葱、姜、蒜等温性调料。另外，在熬汤的时候可适当地放一些温和补身的调料，如胡椒，方便又温补。

● 早上起床时，阳气开始升发，在洗漱前喝一杯温开水而使五脏六腑得到温煦，有助于阳气的升发。

● 将姜切小片，与红枣、枸杞子一起泡水喝。生姜、红枣能够温脾暖胃，在经历一天三餐之后，脾胃已经是疲惫不堪，这两味药可以滋补脾胃。枸杞子味酸，有助于收敛阳气，此方在晚上饮用尤为适合。

● 加强体育锻炼，尤其要多做散步、慢跑等有氧运动。对保养内脏来说，华佗的五禽戏也是不错的选择。

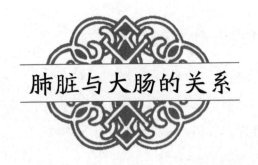

肺脏与大肠的关系

第一章
第二章
第三章
第四章
第五章
第六章
第七章

肺与大肠的关系主要表现一：传导方面

大肠的传导功能，有赖于肺气的清肃下降。肺气清肃下降，大肠之气也随之而降，以发挥其传导功能，使大便排出通畅。此外，大肠传导功能正常与否，同肺主行水、大肠主津的作用也有关系。肺主行水，通调水道，与大肠主津、重新吸收剩余水分的作用相互协作，参与了水液代谢的调节，使大肠既无水湿停留之患，又无津枯液竭之害，从而保证了大便的正常排泄。如果肺气清肃下降，气机调畅，能促进大肠的传导，那么大肠腑气就会畅通。若肺气壅塞，失于肃降，气不下行，津不下达，可引起腑气不通，肠燥便秘。

肺与大肠的关系主要表现二：呼吸方面

肺司呼吸，肺气以清肃下降为顺。大肠为六腑之一，六腑以通为用，其气以通降为贵。肺与大肠之气相通，故肺气降则大肠之气亦降，大肠通畅则肺气亦宣通。大肠传导正常，糟粕下行，则有利于肺气肃降。反之，若大肠实热，传导失司，腑气壅塞，则可影响肺气肃降，从而出现咳喘、胸满。

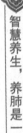

怎样既能养肺又能调理大肠

●肺和大肠相表里，秋季应尽量少吃辛辣食物（辛辣食物容易导致大便不畅、皮肤长痘、毒素淤积），适当多吃一些酸味甘润的果蔬，以使肺功能得到加强，滋养皮毛，焕发活力。

●规律的生活对健康有益，特别是有胃肠疾病的人更应注意。胃肠功能不佳的人除了按时用药之外，作息也要非常严格，使休息和睡眠时间得到充足的保证，可以促进疾病的康复。经常锻炼身体能增强体质，提高抗病能力，胃肠道的蠕动可以通过运动来促进。同时，注意气候变化，及时增减衣被，免受寒邪侵袭。

●肠胃不好的人要注意保暖：夏季期间肠胃着凉后容易导致腹泻，时间久了会发展为习惯性腹泻。在秋凉之后昼夜温差大，所以要特别注意胃部的保暖，适时增添衣服被褥，以防腹部着凉而引发胃痛或使旧病加重。

●多吃富含膳食纤维的食物，如玉米、芹菜、红薯等，以防便秘。偏食、挑食、吃精制米面的人尤其要注意。

第三章

清肺润肺，会吃才是硬道理

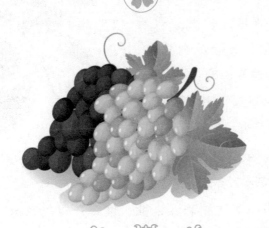

　　"民以食为天"，饮食在人们日常生活中占有重要的地位。如果饮食不恰当，不养成良好的饮食习惯，势必会对肺造成伤害。那么，怎样吃才合理，怎样吃才有利于肺的健康，本章就告诉你答案。

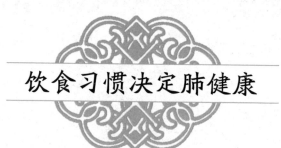

饮食习惯决定肺健康

适当摄入辛味食物助养肺

《黄帝内经》记载"辛入肺""辛走气，气病无多食辛"，由此说明，辛与肺以及气之间的密切关系。

辛味即指辛香味，也就是我们常说的辣味、麻味。它们的共同特点就是气味浓烈，刺激性强。在三餐中辛味食物大多是调料，如葱、姜、蒜、花椒、胡椒、辣椒、八角、陈皮、芥末等。

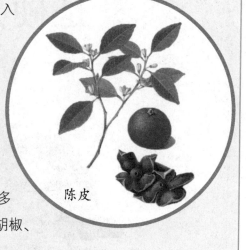

陈皮

辛味食物能够达到刺激食欲、健脾开胃的效果，还有发散、行气、活血的作用。如女子痛经时服用胡椒红糖水，感冒时喝碗葱姜茶，会有驱寒祛湿、活血化瘀、促进血液循环的效果。平日里做菜，用花椒、葱、姜、蒜炝锅可以去腥提香，使肥腻之感降低。

肺虚者不宜过食辛

人体有多种"气"，五脏六腑也都有气，比如肾气、肝气、肺气、脾气、胃气等。辛能散能行，能将正气耗散掉，所以气虚的人不能多吃辛味之物，以免使正气更伤。辛入肺，肺主气，故辛味对肺有更大的影响。

百病皆生于气。中医学认为，辛与气皆属阳。又因同气相求，所以辛走气；辛主发散，气虚的人吃辛味食物会导致更加气虚。同时，因为辛入肺且属金，金克木，而肝属木，主筋，所以如果吃的辛味食物过多，就会败坏筋脉。

医学专家认为，辛味食物虽养肺，但过食辛却会伤肺。我国有关统计数字表明，在威胁中国人生命的三大疾病中，癌症居首位，而肺癌的发病率又居于癌症的首位。环境污染、抽烟是肺癌的患病因素，但也不能忽视过多食辣的因素。另外，肺阴虚之人，比如肺结核患者，辛味食物就不能多吃了；大便干燥之人要少吃辛味食物；肾阴虚者也就是夜里盗汗、手心脚心发热的人，辛味食物也不能多吃；患有痈肿疮疖、目赤内热、便秘或患有痔疮的患者也不宜食用辛味食物。

饮水不当易伤肺

第一章
第二章
第三章
第四章
第五章
第六章
第七章

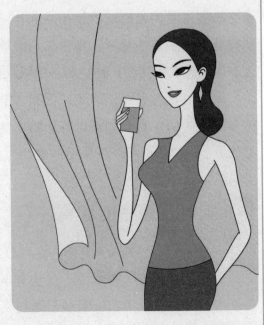

水是生命之源，但如果饮水不当，如喝的量不适宜或水的品质不好，就会影响人体健康。如果饮水过量，则会损伤肺的肃降功能，导致气机上逆。因肺居五脏六腑最高位，形如华盖，其气以下行为顺，且肺为"水之上源"，可以"通调水道，下输膀胱"，意思是说，肺脏能将脾脏传输来的津液，通过其发散的功能输布到全身，以发挥其滋养的作用，并将代谢后多余的浊液通过肺的肃降作

第三章 清肺润肺，会吃才是硬道理

用，下输到膀胱，排出体外。

《黄帝内经》食忌理论认为，如果饮水过量，超出了肺的肃降和宣发功能，就会造成水液停聚，气机升降失调。从五行的生克关系来看，肺属金，肾属水，金生水，大量水液进入人体后，就会助长人体内的水气，出现肾水反侮肺金，致使肺的宣降功能受损。

肺纤维化患者的饮食注意

●肺纤维化患者对于辛辣、煎炸、油腻食物要忌口。平时要清淡饮食，特别是肥胖患者，更应该清淡饮食，以低脂肪食物为主，适量吃点瘦肉，这有利于祛痰湿以及保持体重。辛辣煎炸的食物易致生痰引发热邪，热邪郁内，痰热上犯于肺，加重病情。

●适量多饮水。对于严重的肺纤维化患者来说，由于这类患者有汗多、张口呼吸、不欲饮食等症状，易使患者体内因不显性失水而导致痰液黏稠，难以咳出，要及时补水，这样有助于改善或者避免脱水，使痰液稀释，因此，患有肺纤维化的患者要多喝水。肺纤维化患者进食困难时可以使用静脉补液的方法，给患者补充水分，这样有助于痰液的稀释，加快黏稠痰液的排出。但对于同时患有心力衰竭的患者，则要严格控制水的摄入量。

●可以吃高蛋白、清淡、低脂、低糖、低盐、富含钙和维生素的食品。牛奶、鸡蛋、瘦肉等动物性食物富含优质蛋白，要掌握好吃的量。肥胖患者要吃低脂肪的食物，多吃些蔬菜水果。

肺气肿患者的饮食注意

●蛋白质和铁的供给要充足。饮食中要多吃豆腐、豆浆、瘦肉、动物肝脏等。这些食品不仅含有丰富的优质蛋白和铁元素，而且没有生痰上火的弊端，有利于增强患者的体质，提高抵抗力，促进修复损伤的组织。

● 多吃富含维生素A、维生素C及钙质的食物。如猪肝、蛋黄、鱼肝油、胡萝卜、韭菜、南瓜、杏等富含维生素A的食物，可以起到润肺、保护气管的作用；含维生素C的食物如大枣、柚子、番茄、青椒等，具有抗炎、防癌、防感冒的功效；含钙食物如猪骨、豆腐、芝麻酱等，可以增强气管的抗过敏能力。值得注意的是，奶制品会导致痰液变稠而使排痰困难，从而导致感染加重，所以，对于牛奶及其制品的摄入要有所限制。

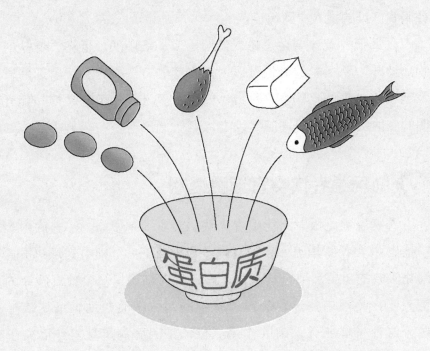

● 增加液体的摄入量。适当多饮水对于痰液的稀释很有帮助，能保持气道通畅。每天至少饮水2000毫升（其中包括食物中的水分）。

● 经常食用菌类能调节免疫功能。香菇、蘑菇中含有香菇多糖、蘑菇多糖，可以使人体的抵抗力增强，还能预防支气管哮喘的发作。

 慢性肺病患者饮食宜"三高四低"

不少慢阻肺（慢性阻塞性肺气肿）患者因为摄入的营养物质减

第一章
第二章
第三章
第四章
第五章
第六章
第七章

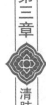

第三章

清肺润肺，会吃才是硬道理

少、消化吸收不良等原因，经常会有营养不良的现象发生，而营养不良会降低人体的免疫力，容易引起肺部感染。因此，养肺的前提是必须保证营养物质的摄入合理、均衡。慢性肺部疾病的患者采用"三高四低"饮食法比较适宜。

所谓"三高"就是指高蛋白、高维生素、高膳食纤维。高蛋白食物如瘦肉、豆制品、鱼类、蘑菇等；高维生素食物如蔬菜、水果、豆类、乳类、黑木耳等，且宜坚持吃富含膳食纤维的食物，以使膳食纤维的摄入得到保证。

"四低"就是要注意摄入低胆固醇、低脂肪、低糖、低盐的食物。此外，秋冬季的时候可以采用食疗的方法来养肺。黑芝麻、豆浆、核桃、甘蔗、秋梨、百合、蜂蜜、萝卜、松子等食物，都有滋阴润肺的功效。

肺病患者饮食宜细嚼慢咽

肺病患者吃饭时不能狼吞虎咽，而应细嚼慢咽。《养病庸言》中指出："为论粥饭点心，皆宜嚼得极细咽下。"细嚼是帮助摄食与消化吸收的重要环节。这是由于在进食时细嚼慢咽会促进唾液的大量分泌，唾液中的淀粉酶对于食物的消化很有帮助，溶菌酶和一些分泌性抗体还有杀菌的作用。机体常因肺病反复发作而处于缺氧状态，削弱了胃肠功能。口中唾液通过细嚼慢咽可以充分与食物混合，细嚼可以充分磨碎食物，从而使胃的负担得到一定程度的减轻，促进消化和吸收。慢咽又可和缓地刺激胃、胰、胆等消化腺，令其逐渐分泌消化液，从而不至于使消化系统因"狼吞虎咽"而难以适应。

肺病患者宜清淡饮食

清淡饮食俗称"粗茶淡饭"，就是指口味比较清淡的食物。具体来说，就是以五谷杂粮为主食，以豆类、蔬菜、瓜果、植物油之类为辅，酒肉甘肥之物要尽可能少吃。

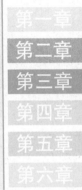

中医养生历来主张清淡饮食，少食肥甘、膏粱厚味，将"肥肉厚酒"认为是"烂肠之食"。历代医家都提倡要多吃五谷杂粮、蔬菜、水果，并强调饮食"常宜轻清甜淡之物，大小麦面、粳米等为佳"。俗语有云："肉生痰，鱼生火，青菜萝卜保平安。"说明清淡饮食有少病长寿的功效。患有肺部疾病的人若是多吃肥腻的食物，久而久之就会伤胃碍脾，使脾的运化功能受到影响，进而使肺气失宣，气郁化热，酿而成痰，如果阻于气道就容易诱发哮喘或使哮喘加重。应当指出的是，清淡饮食是指饮食要调配得当而并不是要"吃斋"。如唐代医学家孙思邈认为鱼肉同样能够补益人体，只不过不能过多食用而已。

肺病患者忌少餐多量

我国古代养生学家历来对饮食适量十分重视，主张"食勿过饱"，并认为"多食之人有五患：一者大便数，二者小便数，三者扰睡眠，四者身重不堪修养，五者多患不消化"（《东谷赘言》）。正所谓"饮食日带三分饥，全身轻松不觉疲"。随着生活条件的改善，每逢节假家宴、亲朋相聚或者大渴大饥的时候，人们常容易多食过饱。肺病患者如果吃得过饱，一方面，骤然加重胃肠的负担，使胃肠蠕动的节

第一章
第二章
第三章
第四章
第五章
第六章
第七章

奏被打乱，消化液的分泌节律被破坏，消化吸收不利；另一方面，由于损害了胃肠的正常功能，食物滞留在胃肠中的时间延长，食物发酵会有难闻的气体"嗳出"，腹压增加，容易诱发肺病的发作。因此，患有肺病的人一次性吃得过饱是不可取的，应采取少食多餐制。

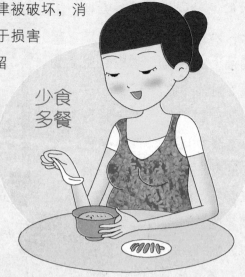

少食多餐

秋季饮食宜少辛增酸

"少辛增酸"是秋季饮食的养生之道。所谓少辛就是少吃一些辛味的食物，这是因为肺属金，通气于秋，肺气盛于秋。少吃辛味是为了防止肺气太盛。中医学认为，金克木，也就是说肺气太盛会使肝的功能受到损伤，所以秋天的时候要"增酸"，以使肝脏的功能得到增强，抵御过盛的肺气的侵入。根据这一原则，在秋天的时候，葱、姜、蒜、韭、椒等辛味之品一定要少吃，而有酸味的水果和蔬菜要多吃，如苹果、石榴、葡萄、芒果、杨桃、柚子等水果，以及番茄等蔬菜，都有利于肺部健康。

肺有疾患者忌长期食用生姜

生姜是姜属植物的块根茎，性温，其特有的"姜辣素"能对胃肠黏膜形成刺激，使胃肠道充血，增强消化能力，能有效治疗吃寒凉食物过多而引起的腹胀、腹痛、腹泻等症。另外，姜在炎热时节有兴奋、排汗降温、提神等作用，可缓解疲劳、乏力、厌食、失眠、呕吐等症状，还可用于治疗伤风感冒引起的头痛、咳嗽及腹痛吐泻等症。

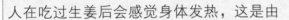

生姜

然而对于肺部疾病患者来说，却并不适合长期食用生姜。生姜含挥发油，主要为姜醇、姜烯、水芹烯、柠檬醛、芳樟醇等，又含分解生成姜酮、姜烯酮等的辣味成分姜辣素。人在吃过生姜后会感觉身体发热，这是由于它可以使血管扩张，加快血液循环，促使身上的毛孔开放，因此凡属阴虚火旺、目赤内热的人，或痈肿疮疖、肺炎、肺脓肿、肺结核、胃溃疡、胆囊炎、肾盂肾炎、糖尿病、痔疮的患者，都不适宜长期食用生姜。

第一章
第二章
第三章
第四章
第五章
第六章
第七章

 ## 肺不好者忌多吃羊肉

俗话说："要想长寿，常吃羊肉。"羊肉是大家主要食用的肉类之一，也是冬季进补的佳品。冷空气在立冬后很是频繁。涮火锅是北方人冬季饮食中的最爱，而羊肉就是火锅食材的首选。冬食羊肉非常惬意，因为羊肉既能给人体增添营养和热量，又能使舌尖上的"欲望"得到满足。三五好友在漫漫严冬之际围炉而坐，热腾腾地涮上羊肉片和时鲜青菜，无疑会在滴水成冰的季节里将融融暖意带给人们。

医学专家指出，羊肉容易消化，无论是涮、清炖还是红烧、烤制，味皆鲜香。但羊肉并非人人都适合吃。因为人们个体体质有较大的差异，这就提示人们在涮羊肉时，除使口感得到满足外，需根据自身情况决定怎么吃。应该说羊肉更适合身体较瘦、怕冷、体质

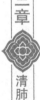

第三章　清肺润肺，会吃才是硬道理

较虚弱的人吃；而热性体质的人，如肥胖、高脂血症，以及肥胖伴高血压、高脂血症、高尿酸血症等人群食用时则要有所限制。如果患有急性炎症、外感发热、热病初愈、皮肤疮疡、疖肿等病症，也要忌食羊肉。平素体壮、口渴喜饮、大便秘结的人也应该少吃羊肉，以免助热伤津。从中医角度来说，肺喜润恶燥，而羊肉属热，多吃很可能导致上火，故肺不好的人不适合经常或过量食用羊肉。

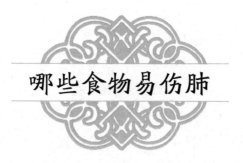

哪些食物易伤肺

第一章
第二章
第三章
第四章
第五章
第六章
第七章

 腌肉伤肺

　　位于美国纽约的哥伦比亚大学医学中心新近的研究表明，经常吃腌肉制品容易导致慢性阻塞性肺病发作。在腌肉的制作过程中，需要使用大量的盐。这过程会产生亚硝酸盐，从而对肺脏造成损害，使肺的换气功能受到影响。调查表明，每月摄入14次腌肉的人，其平均每秒用力呼气量要比不食用腌肉的人少115毫升，最大肺活量平均少60毫升。所以，人们应当尽量少吃或不吃腌肉。

酒水伤肺

　　众所周知，经常酗酒的人易损伤胃、肝。殊不知，以酒为浆还会极大地损害呼吸系统，容易使肺部感染性疾病发作，尤其是肺结核。有关统计资料表明，常饮酒的人比不饮酒的人患肺结核的概率高9倍。酒精的代谢主要在肝脏进行，但是部分酒精进入人体后会通过血液循环到达肺脏，从而对呼吸道

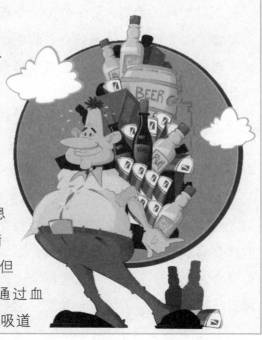

第三章 清肺润肺，会吃才是硬道理

产生刺激，使呼吸道的防御能力降低，容易导致肺部感染。而在生活中，一些气管炎的患者或中老年人习惯在睡前饮一杯酒，希望能够催眠。这样做其实是有很大危险性的。由于气管炎患者和中老年人的肺通气功能本来就不好，睡前喝酒会扰乱睡眠中的呼吸，导致呼吸不规则甚至呼吸停止的情况出现，从而导致生命危险。因此，专家建议气管炎、肺气肿，尤其是肺功能不全者宜戒酒。另外，醉酒后胃部反流的呕吐物容易误入呼吸道，出现肺部感染和死亡的情况。

冷饮伤肺

中医认为"大饮则气逆""形寒饮冷则伤肺"。每到盛夏，许多人为了解热消暑喜欢喝冷饮，虽然饮用冷饮能将体内相当一部分热量带走，使人暂时感到凉爽，但是机体内环境平衡极易因骤冷骤热而失调，从而诱发肺病发作。

唐代著名书法家柳公权年届九旬，人问其长寿秘诀，答曰："吾不以脾胃暖冷物、熟生物矣。"说明人的热腹不适宜承受过多的冷食、生食，对人体来说，让热的脏腑去暖冷食毫无益处，即使盛夏时期也不主张喝冷饮，特别是患有肺病的人，因为一旦喝了冷饮就容易导致肺病反复发作。

一些人工配制的含气饮料，一方面大多有糖精、色素、香精等成分，对人体来说有害无益，另一方面其中含有二氧化碳气体，对肺不利。所以，含气饮料包括汽水、啤酒等也不适合肺病患者饮用。

从现代医学观点来说，喝过多的汽水等饮料，不仅会冲淡胃液，而且大量二氧化碳气体还会对胃黏膜产生不良刺激。如果寒凉的饮食频繁地、长时间地刺激消化道，会导致局部血管收缩，胃壁黏膜暂时处于缺血状态，这些都会使正常的消化功能受到影响，减慢胃肠蠕动，减弱消化吸收功能，会导致食欲不振，进一步加重患有肺部疾病患者的营养不良，对肺部疾病患者的康复极为不利。同时，寒凉饮食容易使咽喉部受到刺激，还会使肺部疾病患者的咳嗽气促症状加重。

巧克力伤肺

巧克力含有较高热量，会使肺火增加。夏天的时候吃巧克力，会感觉到"糊嘴"，吃完后嗓子会感到不清爽，最好少吃。有资料显示，患有支原体肺炎的儿童忌食巧克力，在患支原体肺炎期间进食过多的糖分，就会抑制体内白细胞的杀菌作用，摄入越多，抑制作用就越明显，而使病情加重。目前市面上大多数巧克力是添加糖分的，并不利于孩子的身体健康，而且，巧克力含有很高的热量，它所含营养成分的比例与儿童生长发育的需要并不符合。因此，患有支原体肺炎的儿童最好不要吃巧克力等高糖分的零食。

第一章
第二章
第三章
第四章
第五章
第六章
第七章

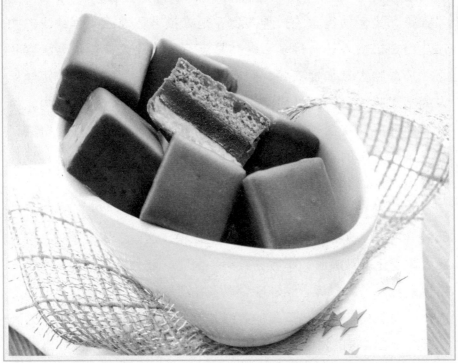

第三章

清肺润肺，会吃才是硬道理

过热食物伤肺

一日三餐吃进的食物在人体内消化，除了要有胆汁、胃酸等消化液以外，还要有做协同作用的蛋白酶、脂肪酶和淀粉酶等多种酶类才能使其促进消化的作用充分发挥出来，要充分发挥各种酶类的作用还必须具备一定的条件，而适宜的温度就是其中一个重要条件。各种消化酶在与人体体温相近时所能发挥的作用较为充分，因此，要使消化系统健康以及消化功能得以保持正常，首先应注意使所吃食物的温度与自己的体温大致相同。

若饮食过热的食物，或进食时狼吞虎咽，会出现阵发性咳嗽，从而诱发肺病，对此尤应引起注意。

过食甜味食物伤肺

甜味食品可以补充人体热量，能够补充气血、解除肌肉的紧张等，是老幼皆宜的一种美食，是维护身体健康不可缺少的物质。但如果摄入糖分过多，尤其是患有肺病的人在食用含糖食物之外还单独大量加食糖果，则容易有肺病发生。这就是中医学所说的"甜哮"。因为甘甜吃得太多容易蕴湿化痰，痰化于内，每次遇外邪引动就会触发，痰随气升而气又因痰受阻，相互搏结，阻于气道，肺的肃降功能失调，咳嗽气喘，气之出入会引起积痰和哮鸣。所以，有肺部疾病的患者应该少吃甜食。

需要提醒的是，对于甜食中的蜂蜜要区别看待。蜂蜜含有65%~80%的葡萄糖和果糖，只有8%的蔗糖，这些都属于单糖，可不经人体消化就被吸收，不容易致病。同时，因为蜂蜜中含有丰富的维生素及镁、钙、钾、钠、磷，以及铁、锰、铜、锌等，能够起到健体、润肺止咳、止痛解毒的效果，常常在热性肺病时使用，是肺部疾病患者难得的保健滋补食品。

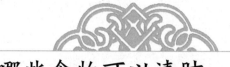

哪些食物可以清肺、润肺

第一章
第二章
第三章
第四章
第五章
第六章
第七章

 ## 橘子——和胃润肺

橘子味甘、酸，性平，有润肺、止咳、化痰、健脾、顺气、止渴的功效，适用于胃阴不足导致的口中干渴、消化不良、呕逆食少以及咳嗽等，是男女老幼（尤其是老年人、急慢性支气管炎以及心血管病患者）皆宜的上乘果品。《日华子本草》中记载，橘子可"止消渴，开胃，除胸中膈气"。特别要提出的是，橘子含有60余种黄酮类

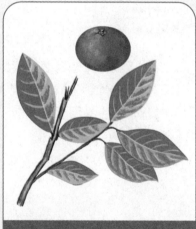

橘 子

化合物和170种植物化合物，其中的大多数物质均是天然抗氧化剂，可降低空气污染对身体的影响。

过多食用柑橘类水果会引起"橘子病"，出现皮肤变黄等症状。牛奶中的蛋白质易与橘子中的果酸和维生素C发生反应，凝固成块，不仅影响消化吸收，而且会引起腹胀、腹痛、腹泻等症状，所以，喝完牛奶1小时后才能吃橘子。另外，胃肠、肾、肺功能虚寒者不可多吃，以免诱发腹痛等。

第三章　清肺润肺，会吃才是硬道理

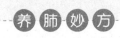

养肺妙方

 猕猴桃橘子汁

【原料】猕猴桃、橘子各150克，蜂蜜适量。

【做法】将猕猴桃、橘子去皮，切小块。接着将上述食材放入榨汁机，加入适量凉开水搅打均匀，最后调入蜂蜜即可。

【功效】润肺止咳。

【附注】糖尿病患者不宜饮用。脾胃虚寒、风寒咳嗽者不宜多饮。

♥ 温馨提醒

忌用鲜橘皮泡茶饮。因为橘子摘下后大多用保鲜剂浸泡后再上市，保鲜剂为一种化学制剂，对果肉没影响，但橘子皮上残留的保鲜剂却难以用清水洗掉，若用这样的橘子皮泡水当茶饮，有损健康。

 梨——止咳祛痰

自古以来，梨被尊为"百果之宗"，其味甘、微酸，性凉，入肺、胃经，有滋阴润燥、清热化痰、解酒毒、生津除烦的功效，适用于热病伤阴或阴虚所致的干咳、口渴、便秘、痰黄等症。《本草通玄》记载梨"生者清六腑之热，熟者滋五脏之阴"。《本草纲目》中记载梨的功效是"润肺凉心，消痰降火"。

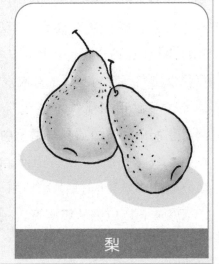

梨

现代医学认为，梨中B族维生素、维生素C、维生素E、维生素A含量丰富，还含有微量元素硒，能对细胞组织的健康状态加以维持，对器官排毒和净化器官很有帮助，还有软化血管的作用。梨或梨汁有加速将体内致癌物质排出的功效。

本品以皮薄、肉细而脆、汁多、味甜、嚼之少渣者为佳。脾胃虚而便溏以及风寒咳嗽者忌用。

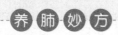

养肺妙方

🍲 银耳莲子枸杞雪梨汤

【原料】银耳5克，莲子30克，枸杞子、冰糖各10克，雪梨200克。

【做法】①银耳泡发，去根蒂，撕成小朵；将莲子、枸杞子洗净；雪梨洗净，去核，连皮切块。②将银耳、莲子、冰糖放进砂锅，加足量水，用大火烧开后转小火慢慢熬至发黏，将雪梨、枸杞子放入砂锅，继续熬至银耳胶化即可。

【功效】润肺止咳，清肠润燥。适用于肺燥咳嗽、干咳无痰、唇干咽干等症。

【附注】梨能利尿，故夜尿频者，睡前要少喝此汤。

🪭 甘蔗——生津润燥

甘蔗味甘，性寒，入肺、胃、大肠经，具有滋阴润燥、和胃止呕、清热解毒、生津利咽的功效，适用于津液不足所致的咳嗽痰少、心烦口渴、便秘以及胃阴不足之呕吐、反胃等，热伤津液所致的口渴心烦、干呕，还可用于解酒毒、河豚毒。现代营养学认为，甘蔗含有包括铁、钙、磷、锰等的多种元素，其中铁的含量较高，每千克可达到9毫克，居水果之首，因此将之称为"补血果"。另外，甘蔗中的

第一章
第二章
第三章
第四章
第五章
第六章
第七章

多糖类还能够对癌细胞和肉瘤起到抑制作用。生吃甘蔗，可以较好地治疗口干舌燥、目赤红肿、小便不利、大便燥结、头痛发热等症。

值得注意的是，痰湿壅盛之胃脘痛、苔厚腻者及胃寒痛或呕吐者忌用；甘蔗久食易生湿痰，故脾虚而有湿者不宜多食，多食则胀满、呕吐、痰多。

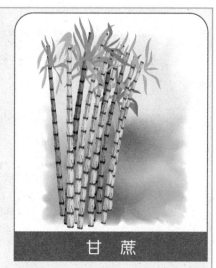

甘 蔗

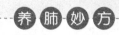

🍲 甘蔗梨汁

【原料】白梨150克，甘蔗200克，蜂蜜适量。

【做法】①白梨洗净，去蒂除核，切小丁；甘蔗洗净，去皮，切小丁。②分别将白梨丁和甘蔗丁放入榨汁机中榨汁。③将榨好的白梨汁和甘蔗汁一同倒入杯中，蜂蜜调匀即可。

【功效】滋阴润肺。

【附注】胃寒、呕吐、腹泻等患者不宜饮用。

♥温馨提醒

鉴别甘蔗时应掌握"摸、看、闻"的原则。摸就是检验甘蔗的软硬度；看就是看甘蔗的瓤肉是否新鲜（新鲜甘蔗质地坚硬，瓤肉呈乳白色）；闻就是鉴别甘蔗有无气味。霉变的甘蔗质地较软，瓤肉颜色略深，呈淡褐色，闻之无味或略有酒糟味。

🪭 白萝卜——清热生津

白萝卜是人们在冬季常吃的蔬菜之一，其味甘、辛，性凉，入肺、脾经，有清热生津、凉血止血、下气宽中、开胃健脾、顺气化痰的功效，主治咳嗽痰多、腹胀停食等症。《本草纲目》中提到，萝卜能"大下气，消谷和中，去邪热气"。"萝卜化积滞，解酒毒，甚效。"生吃白萝卜的时候，其辛辣成分可促进胃液分泌，调整胃肠功能。

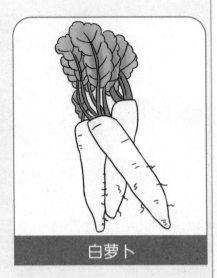

白萝卜

第一章
第二章
第三章
第四章
第五章
第六章
第七章

萝卜既可用于制作菜肴，炒、煮、凉拌等俱佳，又可当作水果生吃，味道鲜美，还可用作泡菜、酱菜腌制。萝卜和肉一起炖煮，味道也很好。萝卜为寒凉蔬菜，阴盛偏寒体质者、脾胃虚寒者不宜多食。胃及十二指肠溃疡、慢性胃炎、单纯甲状腺肿、先兆流产、子宫脱垂等患者少食。

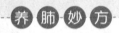
养 肺 妙 方

🍲 萝卜冬瓜益气汤

【原料】白萝卜、冬瓜各200克，青菜心50克，姜、葱、高汤、植物油、精盐各适量。

【做法】①白萝卜、冬瓜分别洗净、去皮、切块；青菜心择洗干净；姜洗净切丝；葱洗净切末。②锅置火上，放入植物油，烧热，下姜丝、葱末爆香，下白萝卜、冬瓜翻炒，加适量高汤，大火煮沸，然后转小火慢炖。③炖至白萝卜、冬瓜熟透后，加青菜心、

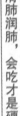
第三章　清肺润肺，会吃才是硬道理

精盐略煮即可。

【功效】清肺排毒，化痰止咳，利尿消肿，清热祛暑，也可辅助治疗暑热口渴、痰热咳喘、水肿、痤疮、痔疮等。

【附注】脾胃虚寒之腹泻患者，以及正在服用中药的患者不宜饮用。

❤温馨提醒

白萝卜主泻，胡萝卜为补，所以二者最好不要同食。若要一起食用应加些醋来调和，以利于营养吸收。萝卜与人参药性相克，不可同食，以免药效相佐，起不到补益作用。

🪭 银耳——滋阴润肺

银耳味甘、淡，性平，入肺、胃经。五色食物养五脏，肺对应的是白色，多吃白色食物有益于肺的保养。银耳作为白色食物的典型代表可以滋阴润燥，补血宁神，尤其适合在秋季食用。《本草纲目》中说到，银耳可以极为有效地治疗肺结核、感冒等疾病，还可用于肺热干咳、痰中带血、肺痈、肺痿、便秘下血等疾患的治疗。另外，银耳

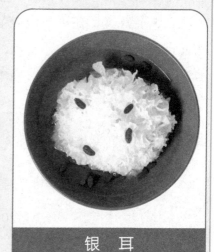

银 耳

还有润肤养颜的作用，能够祛除黄褐斑、雀斑。银耳所含的硒元素还可以增强机体抗肿瘤的作用。

银耳在食用前一定要用冷水浸泡（全部发起来）再用温水浸泡20~30分钟，最后用清水反复冲洗几次后才可食用。泡发后应去掉

未发开的部分，特别是那些呈淡黄色的部分。银耳性润而腻，风寒咳嗽及痰湿壅盛者慎食，大便泄泻者也不适宜食用。

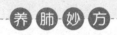 养肺妙方

🍲 甲鱼双耳汤

【原料】甲鱼1只，黑木耳100克，银耳80克，葱、姜、高汤、精盐各适量。

【做法】①甲鱼去内脏，洗净剁块；黑木耳、银耳泡发，将其洗净撕成小片；葱洗净切段；姜洗净切片。②加适量高汤到砂锅中，放入甲鱼块、银耳、黑木耳、葱段、姜片。③用大火煮沸后改小火炖至甲鱼烂熟，加精盐调味即可。

【功效】甲鱼能够补益调中，补肾健骨，有助于增强体质。银耳、黑木耳对肺热干燥、肺热咳嗽有很好的食疗效果。这款汤对于肺结核之低热不退以及干燥综合征的患者很适合。

【附注】热病患者以及孕妇不宜食用。

♥温馨提醒

选购银耳时以干燥、色白微黄、朵大、有光泽、胶质厚者为上品。颜色过白者则经加工漂白的可能性较大，色黄暗浊者则是储存过久，均不宜选购。变质银耳不可食用，以防中毒。

🪭 豆腐——清热润燥

豆腐，味甘、淡，性凉，入肺、脾、大肠经，有益中气、和脾胃、利湿、清肺的功效。《本草纲目》中说豆腐能够"清热散血"，《随息居饮食谱》中也说豆腐可以"清热、润燥、生津、解毒、补中、宽肠、降浊"。因此，豆腐对病后体虚、乳汁分泌不足、气短

第一章
第二章
第三章
第四章
第五章
第六章
第七章

第三章 清肺润肺，会吃才是硬道理

食少、肾虚小便不利或小便短而频数、肺热咳嗽、脾胃积热、口干咽燥、痤疮、脘腹胀满、痢疾等都有效果。

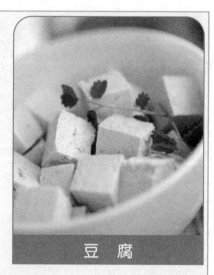

豆 腐

值得注意的是，豆腐中含有极为丰富的蛋白质，一次食用过多不仅阻碍人体对铁的吸收，而且容易引起蛋白质消化不良，出现腹胀、腹泻等不适。患有胃寒，易出现腹泻、腹胀的人以及脾虚，常出现遗精的肾亏患者更不宜多食。

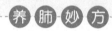

养肺妙方

🍲 翡翠白玉汤

【原料】油菜100克，豆腐200克，精盐、鸡精、清汤、香油各适量。

【做法】①油菜取叶洗净切段；豆腐洗净切片，下锅焯烫后捞起。②将炒锅置大火上，倒入清汤烧开后将精盐加入其中，放入油菜和豆腐片烧沸，加入鸡精，将浮沫除去，淋上香油即成。

【功效】此汤有润肺、补钙的作用，还能通便，适合便秘患者食用。

🪭 莲藕——清热生津

莲藕味甘，性凉，入脾、心、胃经。莲藕可以清热润肺、生津、散瘀，主治肺热咳嗽、食欲不振、烦躁口渴。另外，莲藕具有很高的营养价值，富含铁、钙等元素，还富含丰富的植物蛋白、维生素及淀粉，能够补益气血，增强人体免疫力。

　　不宜食用发黑、有异味的藕。应挑选外皮呈黄褐色，肉肥厚而白的，注意挑选无伤无烂无锈斑、不断节不干缩未变色的藕。脾虚胃寒、易腹泻者不宜食用生藕，生藕性偏凉，生吃凉拌较难消化，有碍脾胃，所以宜食用熟藕。

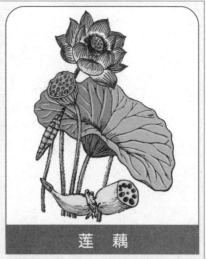

莲　藕

第一章
第二章
第三章
第四章
第五章
第六章
第七章

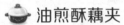

养肺妙方

油煎酥藕夹

【原料】莲藕500克，猪肉馅150克，鸡蛋3枚，面粉50克，葱末、姜末、植物油、料酒、香油、精盐、味精各适量。

【做法】①将莲藕洗净去皮，切成约1厘米厚的藕夹（第一刀切入4/5，不切断，第二刀切断）。②将半个鸡蛋和适量精盐、味精、料酒、香油、葱末、姜末加入猪肉馅中，搅拌均匀。③加40毫升清水至面粉内，调成面糊，然后打2个鸡蛋到面糊里，搅成蛋糊。④锅置火上，放适量植物油烧至四五成热，将已调好的猪肉馅夹入藕夹内，再裹上蛋糊，放入油锅中煎至两面金黄，用筷子夹出，控油装盘即可。

【功效】莲藕有清肺散瘀、益气力的作用；猪肉能提供充足的蛋白质及人体所需营养。这道菜能够益血清肺，补血安神，增强人体抵抗力，对食欲不振、咳嗽气喘患者尤为适宜。

【附注】胃溃疡、十二指肠溃疡患者应少食。

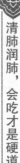

第三章

清肺润肺，会吃才是硬道理

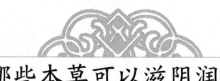

哪些本草可以滋阴润肺

 玉竹——养阴润燥

玉竹味甘，性微寒，入肺、胃经。玉竹具有滋阴润燥、生津止渴、宁心安神的功效。此外，玉竹还能够滋养肺阴，对肺阴不足诱发的干咳少痰、口舌干燥、失音等症有防治作用。玉竹搭配沙参、麦冬、甘草，可以对嗓子形成有效的保护。

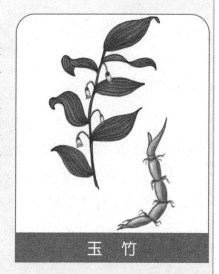

玉　竹

凡内热口渴者，可与天花粉、山药、生地黄等同用，以滋阴清热，生津止渴。阴虚有热者宜生用，热不甚者宜制用。痰湿气滞者禁服，脾虚便溏者慎服。

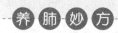

养·肺·妙·方

 沙参玉竹蒸鸭

【原料】老鸭1只，玉竹、北沙参各50克，姜片、花椒、料酒、精盐各适量。

【做法】①宰杀老鸭，去毛、内脏，洗净；将玉竹、北沙参杂质拣出，洗净备用。②将老鸭、北沙参、玉竹放入砂锅中，加清水、姜片、花椒、料酒、精盐各适量，用小火炖2个小时即可。

【功效】北沙参能够养阴清肺，祛痰止咳；玉竹有生津止渴、宁心安神的作用。这道菜可以滋阴清热、润肠通便，适合患有肺阴虚损、五劳七伤、骨蒸痨热、久咳及大便燥结者食用。

【附注】感冒发热、痰湿内盛者不宜食用。

💗温馨提醒

玉竹以条粗长、淡黄色、半透明状、体重、糖分足者为佳。条细瘦瘦、体松或发硬、糖分不足者为次。以栽培品之湘玉竹及海门玉竹为佳，其他地区栽培品亦优，野生品则较次。

第一章
第二章
第三章
第四章
第五章
第六章
第七章

麦冬——养阴生津

麦冬味甘、微苦，性寒，入肺、胃、心经。麦冬具有益胃生津、养阴润肺、清心除烦的功效，主治热病伤津、心烦、肺结核、吐血、咯血、口渴、咽干肺热、咳嗽、肺痈等症。肺阴虚久喘患者，如肺结核、慢性支气管炎、慢性咽炎的患者，可将麦冬配以半夏、党参代茶饮，祛痰益气的效果很好。

值得注意的是，凡脾胃虚寒泄泻、胃有痰饮湿浊及突起寒咳者忌服。

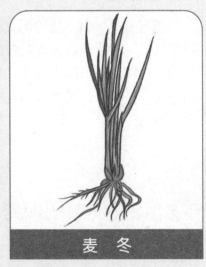

麦　冬

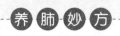

莲合麦冬煲兔肉

【原料】兔肉600克，莲子50克，百合20克，无花果15克，麦冬8克。

【做法】①将莲子、麦冬、百合、无花果洗净，放入清水中略泡。②将兔肉洗净斩块，放入沸水中焯去血水，捞出备用。③加入适量清水到汤煲内，水开后放入所有材料，大火煲开后转小火煲2个小时即可。

【功效】莲子味甘，性平，可以补脾止泻，益肾固精；百合可以安神养心，润肺止咳；麦冬养阴润肺，清心除烦；无花果能健胃清肠；兔肉能补中益气。此汤可以健脾益肺，滋阴润燥，治疗干咳日久、津液不足而致的虚烦有较好的效果。

【附注】脾胃虚寒者忌食。

♥ 温馨提醒

麦冬泡茶非常不适合阳虚而上火的患者。因为这一类型的患者内寒外热，主要症状表现为脸色、唇色等变暗。如果身体出现了这些情况，最好不要服用麦冬，想要令身体恢复还是应该服用一些温阳的中药。如果一定要使用，最好咨询专业的医生，在医生的指导下服用。

百合——养阴润肺

百合味甘，性微寒，入心、肺经。百合具有温肺止咳、养阴清热、清心安神、利大小便等功效，对心肺疾患尤为有益。食用百合对热病后余热未清、虚烦、惊悸、神志恍惚，或肺痨久咳、咯血等也十分适宜。

现代医学研究表明，百合提取物可增加实验动物的肺血流量，对化学物质所致的咳嗽有明显的止咳效果，并有抗过敏的作用。

值得注意的是，本品清心宜生用，润肺宜炙用。风寒咳嗽、脾虚便溏者忌用。

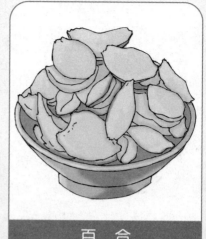

百 合

第一章
第二章
第三章
第四章
第五章
第六章
第七章

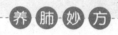 养 肺 妙 方

 西芹百合炒腊肠

【原料】鲜百合150克，西芹、腊肠各100克，葱末、蒜末、植物油、白糖、精盐各适量。

【做法】①将鲜百合根切去，掰成小瓣，放入沸水中焯一下，捞出用冷水过凉，将水分控净备用。②西芹洗净切段，放入沸水中焯一下，捞出控干水分。③将腊肠洗净，放在盘中，用大火蒸5分钟，取出稍凉，斜切成片。④炒锅置火上，放适量植物油烧热，放入腊肠片煸炒片刻，出锅备用。⑤净锅复置火上，放适量植物油烧热，放入葱末、蒜末爆香，将腊肠片、百合、西芹加入翻炒片刻，放入适量精盐和白糖炒匀，装盘即可。

【功效】西芹性凉，有养血补虚、安神醒脑的功效，其富含的维生素C、胡萝卜素可使肺的通气量增加，可预防支气管哮喘及支气管炎；百合有润肺养阴的作用。二者搭配可以润肺止咳，清心安神。

【附注】西芹性凉质滑，脾胃虚寒者不宜多食。

川贝——止咳化痰平喘

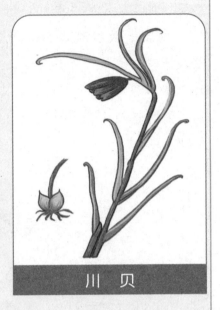

川 贝

川贝为百合科植物川贝母、暗紫贝母、甘肃贝母、梭砂贝母的干燥鳞茎。其味甘、苦，性寒，入肺经，有润肺止咳、化痰平喘、清热的功效，用于热证咳嗽，如风热咳嗽、燥热咳嗽、肺火咳嗽等。

脾胃虚寒及寒痰、湿痰者不宜服或宜慎服川贝。支气管扩张、肺脓肿、肺心病、肺结核、糖尿病患者应在医师指导下服用川贝。服用期间忌食辛辣、油腻食物。

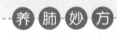 养肺妙方

川贝炖兔肉

【原料】兔肉250克，川贝15克，料酒、姜片、葱花、花椒、精盐各适量。

【做法】①将兔肉洗净，切成小块；将川贝中的杂质拣去，洗净。②将兔肉、川贝放入锅中，加适量清水，并将姜片、葱花、花椒、料酒、精盐放入其中，大火烧开后转小火炖熟，起锅装盘即可。

【功效】川贝能够止咳化痰、清热；兔肉能补中益气，解热利尿。这道菜能够润肺止咳，化痰散结，适合肺阴亏虚所致咳嗽、咯血，或妇女功能性子宫出血及宫颈炎等患者食用。

【附注】所用食材和药材性偏寒，不适合体质虚寒者食用。

菊花——清火养肺

　　菊花味辛、甘、苦，性微寒，入肺、肝经，有疏散风热、平抑肝阳、清肝明目、清热解毒的功效，对口干、目涩，或由风、寒、湿引起的肢体疼痛、麻木的疾病均有一定的疗效，主治风热感冒、头痛等症，对眩晕、头痛、耳鸣有防治作用。秋季饮用适量的菊花茶，有去火、润肺、清肝的功效。

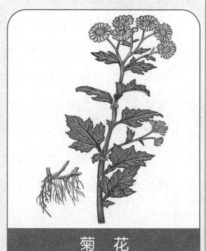

菊 花

　　值得注意的是，阳虚体质的人如果一味地喝具有清热泻火功效的菊花茶，容易损伤正气，越喝越虚，尤其是脾胃虚寒的人，多喝菊花茶还容易引起胃部不适，导致泛酸。可见，用菊花茶来清热降火也是因人而异的，不能千人一方。

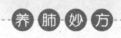

养 肺 妙 方

蜂蜜菊花茶

　　【原料】干菊花5～8朵，蜂蜜适量。

　　【做法】①将菊花放入茶壶。②倒入沸水冲泡，待冷却至60℃以下时，放蜂蜜进行调味即可。

　　【功效】此茶具有提神醒脑、去燥清火的功效，并且可以排毒养颜。

 # 枇杷——润肺止咳

　　枇杷味甘、酸，性平，入脾、肺、肝经，有润肺止咳、止渴和胃、

第一章
第二章
第三章
第四章
第五章
第六章
第七章

利尿清热等功效，用于肺痿咳嗽、胸闷痰多等症。《本草纲目》中记载："枇杷能润五脏，滋心肺。"

现代医学研究证明，枇杷的果实含有丰富的人体所需的多种维生素和钙、磷、铁、钾等多种矿物质，其中钙、磷和胡萝卜素的含量高于其他水果，并含许多生物活性物质，多吃能增强人体免疫力，有助于降低雾霾对呼吸道黏膜造成的损害。

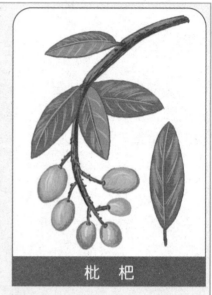

枇　杷

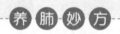

🍲 枇杷银耳羹

【原料】枇杷80克，银耳20克，枸杞子10克，红枣5颗，蜂蜜适量。

【做法】①将枇杷洗净去皮，切成小块；②银耳用凉水泡发，撕成小片；③红枣和枸杞子洗净；④在锅中加入适量的清水并放入银耳，用大火煮开，然后改用文火煨2个小时；⑤将枇杷、枸杞子、红枣加入锅中再煲10分钟后关火即可。吃的时候可调入适量的蜂蜜。

【功效】本品能润肺止咳、止渴下气，兼有清肺的功效，适用于肺热伤阳、肺燥咳嗽、咳痰不爽、肺结核等病症。

♥温馨提醒

枇杷适合大多数人食用。肺痿咳嗽、胸闷多痰、劳伤吐血者及坏血病患者尤其适合食用。

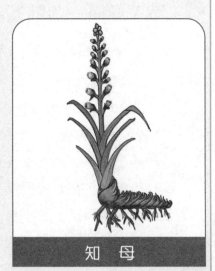

知 母

知母——清肺泻火

知母味苦、甘，性寒，入肺、胃、肾经，具有滋阴降火、润燥滑肠、利大小便的功效，属清热下火药，主治高热烦渴、咳嗽气喘、燥咳、肠燥便秘、骨蒸潮热、虚烦不眠、消渴淋浊等症。《神农本草经》记载："主消渴热中，除邪气，肢体浮肿，下水，补不足，益气。"

值得注意的是，知母一般宜煎服，常用量为6~12克。本品性寒质润，有滑肠作用，故脾虚便溏者禁用。

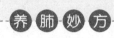

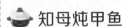 知母炖甲鱼

【原料】知母、川贝、天冬、麦冬、生地黄、山茱萸、地骨皮、葱各10克，甲鱼1只，料酒、味精、精盐、姜、香油各适量。

【做法】①将前七味洗净；宰杀甲鱼去除内脏及爪；姜切片，葱切段。②将中药材、甲鱼、姜、葱、料酒一起放炖锅内，加适量水，大火烧沸，再用小火炖煮45分钟，加入精盐、味精、香油即成。

【功效】滋阴降火。适合阴虚咳嗽者食用。

♥温馨提醒

石膏、知母均能清热泻火，可用治温热病气分热盛及肺热咳嗽等症。但石膏泻火之中长于清泻气分实热，重在清泻肺胃实火，肺热喘咳、胃火头痛牙痛者多用石膏；知母泻火之中长于滋阴润燥，肺热燥咳、骨蒸内热、消渴者多选用知母。

第一章
第二章
第三章
第四章
第五章
第六章
第七章

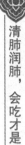

清肺润肺，会吃才是硬道理

罗汉果——清肺润肠

罗汉果味甘，性凉，入肺、大肠经。罗汉果被称为清肺利咽、化痰止咳、润肠通便、生津止渴的"神仙果"，可以很好地辅助治疗肺热或肺燥咳嗽、急性气管炎、急性扁桃体炎、百日咳等症，经常喝罗汉果水还能预防呼吸道感染。罗汉果和猪肺一起煮汤能缓解肺结核、气管炎带来的不适。

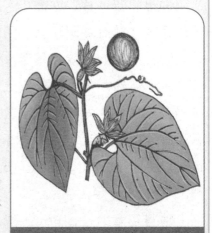

罗汉果

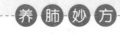 养肺妙方

 ## 罗汉果猪蹄汤

【原料】猪蹄200克，罗汉果1个，南杏仁10克，陈皮8克，精盐适量。

【做法】①猪蹄洗净，斩大块；将罗汉果、陈皮分别洗净，南杏仁去衣备用。②砂锅内加入适量清水，用大火煲至沸腾，然后将上述食材放入，改用小火煲2个小时左右，加精盐调味即可。

【功效】这款汤能够清热润肺，化痰止咳，开声清音。平时嗜食燥热性食物、烟酒过多、睡眠不足的人食用很是合适，也适合干燥的季节里有肺热咳嗽、干咳无痰、痰中带血、咽喉疼痛、声音沙哑等症状的患者食用。

【附注】外感风寒、痰多清稀者不宜食用。

🪭 胖大海——清热润肺

胖大海味甘，性寒，入肺、大肠经。胖大海有清热润肺、利咽解毒的作用，适用于肺热引起的咽喉肿痛。经常使用嗓子的教师、歌手等如果有声音嘶哑，甚至失音的症状出现，可以用胖大海泡水代茶饮用。

值得注意的是，胖大海性寒，不宜长期泡服，否则，会有脾胃虚寒之饮食减少、胸闷、腹泻等症状出现。

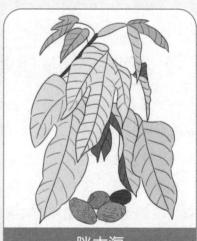

胖大海

第一章
第二章
第三章
第四章
第五章
第六章
第七章

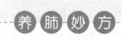

养肺妙方

🍲 胖大海茶

【原料】胖大海3枚。

【做法】将胖大海洗净，用开水冲泡，代茶饮。

【功效】本品有生津止渴、利咽开音的功效，可用于声音嘶哑、咽部干燥、红肿疼痛等症状。

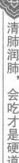

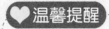

温馨提醒

哪些患者不宜服用胖大海

● 脾胃虚寒者。平时就伴有腹部冷痛、大便稀溏，如服用胖大海容易引起腹泻，损伤元气。

● 风寒感冒或肺阴虚咳嗽的患者。

● 糖尿病患者。胖大海含有半乳糖等，谨防因摄入过多引起血糖升高。

● 低血压患者。胖大海具备降压作用，大量服用会导致血压偏低。

款冬花——润肺止咳治肺虚

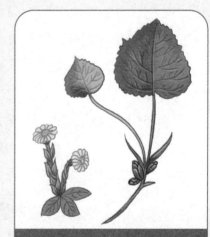

款冬花

款冬花为菊科款冬的干燥花蕾，味辛、微苦，性温，入肺经，有润肺下气、化痰止咳的功效，主治咳嗽气喘、喉痹等症。《神农本草经》中记载："主咳逆上气，善喘，喉痹。"

本品辛温而润，治咳嗽无论寒热虚实，皆可随证配伍。咳嗽偏寒者，可与干姜、紫菀、五味子同用。治肺热咳喘，则配知母、桑叶、川贝母同用；若配人参、黄芪，可治肺气虚弱之咳嗽不已；若治阴虚燥咳，则配沙参、麦冬。

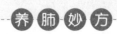

养 肺 妙 方

 百合款冬花饮

【原料】百合30~60克，款冬花10~15克，冰糖适量。

【做法】百合、款冬花洗净，同冰糖一起置于砂锅中煮成糖水。饮水食百合，宜在晚饭后食用。

【功效】止咳，祛痰，平喘。两药合用可以达到润肺止咳、下气化痰的效果，可用于治疗婴儿慢性支气管炎、支气管哮喘（缓解期）、秋冬咳嗽、咽喉干痛、久咳不愈等病症。

【附注】本品适用于秋冬咳嗽、略见有痰的患者，但药力对于支气管哮喘或痉挛性支气管炎来说有所不及，只可用于辅助治疗。

第一章
第二章
第三章
第四章
第五章
第六章
第七章

苦杏仁——止咳平喘

苦杏仁味苦，性温，有小毒，入肺、大肠经。苦杏仁具有止咳平喘、润肠通便的功效，适用于咳嗽气喘、胸满痰多、血虚津枯、肠燥便秘等症。偏于风寒者可用紫苏叶与之相配，偏于风热者可搭配桑叶，有祛痰降气、平喘止咳的功效，使呼吸通畅。

值得注意的是，阴虚咳嗽及大便溏泄者忌服。常用量为4.5～9克，不可过量服用。

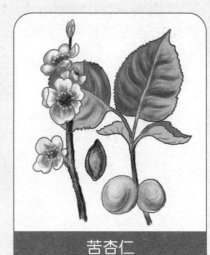

苦杏仁

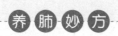

养肺妙方

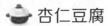

杏仁豆腐

【原料】苦杏仁100克，奶油60克，白糖30克，琼脂9克。

【做法】①苦杏仁洗净，用开水泡透后去皮，再用搅拌机将其磨成杏仁浆。②将150毫升清水倒入锅中，加琼脂，置火上烧至琼脂溶于水中。③加入白糖搅匀，将杏仁浆加入拌匀后，放入奶油拌匀，烧至微滚，出锅倒入盆中。④冷却后，放入冰箱中冻成块，即为杏仁豆腐。

【功效】清肺祛痰，止咳平喘，润肠通便。为外感引起的燥咳、气喘的辅助食疗。

♥温馨提醒

苦杏仁经水浸泡，除去种皮，再用清水浸泡数日，并经常换水，直至除去苦味，方可食用。吃时要煮熟或炒熟，因为加热处理后，可使苦杏仁苷水解后的产物氢氰酸部分挥发，这样将杏仁加工成杏仁霜或杏仁茶等就安全了。

第四章

运动强身，不吃药就能养肺的秘诀

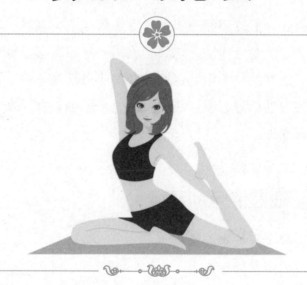

　　运动有益于人体健康，这是人们的共识。要想保持肺的健康，就要了解养肺运动的注意事项，以及选择科学合理的运动方式。只有这样，运动才能真正起到有益于肺脏健康的功效。

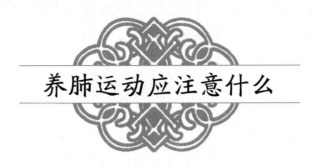

养肺运动应注意什么

 ## 运动对呼吸系统的好处

　　人体新陈代谢需不断地吸入空气中的氧气并排出二氧化碳。经常运动锻炼，能增强呼吸机能，锻炼呼吸肌，使呼吸肌的力量增强，胸廓运动的幅度也随之增大，胸围和呼吸差增大。胸廓发育的状况和呼吸器官的机能能通过胸围和呼吸差反映出来。经常进行运动会使肺的弹性更好，呼吸肌的力量也会增强，肺活量比一般人增加1000毫升左右。

选择适宜的运动环境

　　环境会较大程度地影响人的健康，特别是肺病患者的健康。

　　《黄帝内经》中指出"一州之气，生化寿夭各不同……地势使然也……高者其气寿，下者其气夭"，说明在地势较高地域居住的人们的身体多强健，而在地势低下地域生

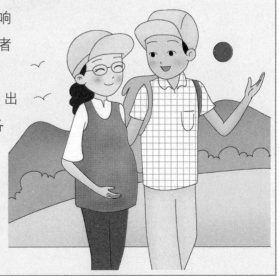

活的人们身体多偏弱。

　　现代的调查资料已经初步证实，在山区生活的人们身体大多强健。其原因在于山区有较低的气温、湿度、气压，有充足的日照，空气新鲜，而且高山空气中有较多的阴离子，这有益于增强身体素质，促进新陈代谢，避免疾病的发生。相对于城市来说，乡村里没有烟囱林立、车水马龙以及环境严重污染的情况，那里空旷安静，阳光充足，空气也新鲜，对促进肺病患者的健康很有益。在这种山区或农村的环境条件下进行运动锻炼，在促进健康、消除心理紧张、增强体质和体能等方面往往能收到事半功倍的效果。

　　那么，长期居住在城市的肺病患者如何选择运动环境呢？肺病患者应该因地制宜，就近选择较为良好的环境，主要是指污染少或没有污染，也没有噪声干扰，以及空气新鲜的环境。一般来说，清晨运动锻炼最好在城市的公园、街道及庭院的绿化地带、疗养院等环境中，因为清晨空气比较新鲜，也没有什么噪声干扰，与其他时间段相比，交通工具排出废气的污染以及它们发出噪声的干扰都要少，同时，清晨空气中阴离子浓度较高，对于肺病患者的康复很有益。

第一章
第二章
第三章
第四章
第五章
第六章
第七章

雾霾天最好不要到室外锻炼

　　从理论上讲，在雾霾天进行户外运动时人的呼吸量会加大，将更多污浊空气吸入体内。所以不推荐在雾霾天进行运动。

1. 雾霾天忌室外锻炼

　　雾霾中含有二氧化硫、二氧化氮和PM2.5（可入肺颗粒物）等有害物质，人们每次呼吸会吸入大约50万个微粒到肺部深处。在雾霾天气下，尤其不适宜心脑血管系统疾病和呼吸系统疾病患者进行运动。同时，雾霾天气下气压较低，如果高血压、冠心病患者剧烈运动，容易诱发心绞痛、心衰等疾病。

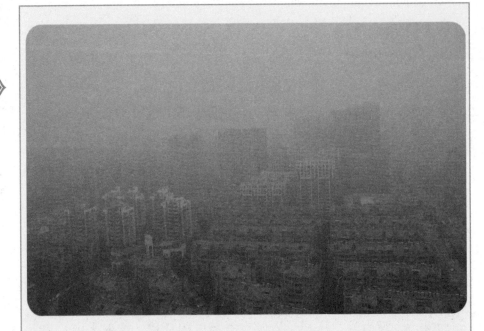

心脏病和肺病患者的症状在遭遇重度污染时就会明显加剧，从而降低运动的耐受力，健康人群会普遍出现症状。雾霾天时儿童和老年人以及患有心脏病、肺病的人应该停止户外运动，留在室内，一般人群的户外运动也应该减少。

2. 将户外健身改在室内进行

为了使运动健身的健康目的得到保证，可将户外健身改在室内进行，建议大家选择如瑜伽、普拉提等相对温和的室内运动项目。

在室内进行身体锻炼要注意什么呢？室内干燥，因而室内健身应该注意多喝水，运动前、运动中适量补水，运动后多次少量地喝水。

❤温馨提醒

学校也应尽量减少学生在严重雾霾天气下的户外活动时间，改为在室内活动，可以在室内进行跳绳、仰卧起坐或者做操。很多研究表明，少年儿童暴露在雾霾环境中会有更高的概率患上哮喘病。

合理控制运动量

适量的运动，可以对人体各器官系统的功能进行改善并促进健康。在运动锻炼过程中感到心胸舒畅，睡眠质量高，食欲良好，次日晨起时脉搏稳定，精神饱满，血压平稳，都属于正常合理的运动量，这种是合理而又健康的运动方式。

在运动中如果有非常疲劳的情况出现，并有反应速度减慢、面色潮红、大量出汗、心慌气短、头晕、肌肉反应明显等症状出现，或伴有其他器官的疼痛、活动时肢体不协调、体温升高、极度口渴的现象，则表明运动过量，强度过大的运动会增加心肺的负担，同时随着运动强度的增加，呼吸膜厚度有可能从正常到增厚、变薄最后发生破裂。

因此，每个人都应该根据自己的实际情况选择运动量，合理运动。

运动方式要因人而异

人们逐渐增强的健康意识使人们认识到了运动的重要性，越来越多的人选择运动健身，但需要选择科学的、适合自己的方法来运动，否则不仅无法达到健身的效果，而且可能损害身心健康，所以说，健身要因人而异，应选择适合自己的运动方式，这样才可以取得理想的健身成效，否则运动健身的效果将会受到影响，甚至失去运动的意义。

首先要根据自身的情况及所要达到的目的而选择适宜的运动项目。如体弱多病者应循序渐进，逐步加大运动量。一开始，可打太极拳、练太极剑、散步、慢跑、做健身操等，再随着体质的增强，循序渐进，逐步加大运动强度，进行大运动量的项目。脑力劳动者经常用脑，伏案不动，而散步、慢跑、爬山、打球、游

第一章
第二章
第三章
第四章
第五章
第六章
第七章

第四章 运动强身，不吃药就能养肺的秘诀

泳、体操等，正是脑力劳动者增强心肺功能和体质的很好的健身项目。

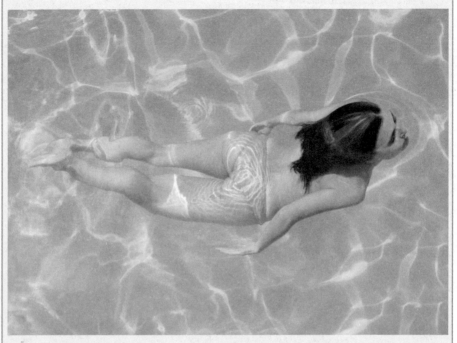

　　离退休者由于年龄较大，因此不宜进行高强度的运动，太极拳、气功、散步、慢跑、门球、广播体操等活动有怡情养性、延年益寿的作用，可选择一种或几种配合进行；身体肥胖的人可选择骑自行车、长跑、游泳、球类、跳绳、踢毽子、俯卧撑、拉力器、单双杠、举哑铃等活动，以将体内多余的脂肪消耗掉，使身体变得健美、苗条；而身形瘦削的人适合选择使肌肉力量增强和对消化吸收功能有促进作用的运动，如跑步、太极拳、游泳、广播体操、球类项目等。

🪭 适当多做有氧运动

　　专家指出，有氧运动能够养护心肺。长期坚持有氧运动能使机体的携氧能力得到提高，体内血红蛋白的数量增多，心、肺功能也会提高，提高机体免疫力以及抗衰老能力，并使大脑的工作效率提高，使脂肪的消耗增加，防止动脉硬化，降低心脑血管的发病率。

1. 有氧运动对环境的要求

● 强调人与自然统一和谐，地点宜选择公园、湖边、江边、树林里、海边等。

● 空气中的负离子有助于有氧锻炼，可以改善呼吸系统功能，并使血液循环和神经系统功能得到加强，还能加速新陈代谢，增强免疫力。

2. 有氧运动的项目

有氧运动包括爬山、跳交谊舞、步行、慢跑、练健美操、游泳、打太极拳、骑自行车、扭秧歌、练武术、打门球等。

3. 有氧运动的强度

注意运动强度是非常重要的，适宜的运动强度会使你的运动更加有效且更加安全。

● 适宜运动量的主观感觉：运动后微微出汗，心情愉快，精神振奋，食欲增强，睡眠良好。

● 运动量过大的症状：运动量过大会有头晕、胸闷、气短、食欲减退、睡眠不好的感觉，还会感到明显的疲劳。这些症状在第二天不会消失。

4. 有氧运动的时间

每次30~40分钟，包括5~10分钟的准备运动、15~20分钟的正式运动、5~10分钟的整理运动。

5. 有氧运动的频率

对一般人来说，比较适合的是每周进行3~5次有氧运动，基本上适宜隔日运动，但是间隔不宜超过3天。

第一章
第二章
第三章
第四章
第五章
第六章
第七章

适宜养肺的运动

散步，经济的护肺养心运动

散步是一种简单易行的健身法，根据自身的情况，选择有针对性的散步方法，可以让人身体更健康。散步时肺的通气量比平时增加了一倍以上，从而有利于呼吸系统功能的改善。散步还可以降低血糖，放松身心，促进感情交流。而且散步对于老年心血管疾病患者来说是一种健康的方式，尤其是饭后散步，简单易行，不受场地、设施的限制，坚持下去也很容易。散步时应注意以下几点：

1. 散步运动量的选择

步行运动量应量力而行且因人而异，应根据自己的身体状况、年龄、血糖水平等，选择适合自己的步行方式。步行方式有：

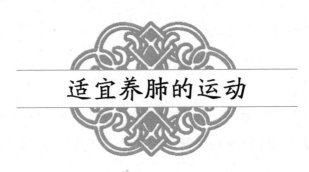

身体状况较好的、患有轻度肥胖的人，可快速步行，120～150步/分钟。

不太肥胖的人可中速步行，110～115步/分钟。

体弱年老的人可慢速步行，90～100步/分钟。

2. 散步场地选择

适宜选择公园、体育场、江河湖海之滨、楼群绿地等空气清新、视野开阔、平坦的场所。

3. 散步的时间和次数

一般来说，最好的是在餐后散步，每天至少30分钟，每周至少5次。

4. 步行的正确姿势

抬头挺胸，两眼注视前方；手握空拳，肘关节自然弯曲，肩膀向下、向后放松，双臂靠近身体自然摆动；腰背挺直，腹肌轻收；先是足跟着地，脚掌向前滚动，足尖触地；步伐有力自然，步幅适中，步履敏捷轻盈；呼吸自如均匀。

慢跑，增加肺活量的有氧运动

经常慢跑能增加肺活量。跑步时肌肉在短时间内消耗许多氧气，因此人体学会在休息状态下吸入更多的氧气。有研究表明，每天坚持慢跑30分钟，可使肺容积（肺活量）扩大1/3，并很好地改善血液运输氧气的能力。慢跑属于中等强度的运动，较为轻松，对年轻、身体条件较好、有一定锻炼基础的人较为合适。

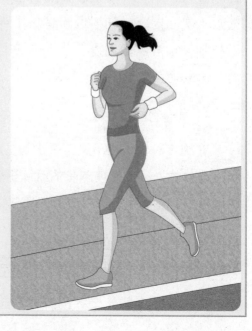

慢跑需要注意以下几点：

1. 跑步前注意热身

人的身体好比汽车，若是发动前不暖机，容易造成引擎

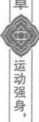

第一章
第二章
第三章
第四章
第五章
第六章
第七章

第四章

运动强身，不吃药就能养肺的秘诀

损坏，缺乏足够的热身运动，也会对身体造成伤害。跑步前首先得有足够的跑前热身，活动一下手腕、脚腕、腰部、颈部。为避免身体受到不必要的伤害，必须进行"热肌肉、拉韧带、活关节"三部曲。

2. 跑步动作和呼吸方式

跑步的时候步伐轻快有力，富有弹性，脚掌柔和着地，身体重心起伏小，左右晃动小，步幅小，动作均衡且在一条直线上跑。注意呼吸要配合跑步节奏，一般是两步一呼，两步一吸，也可以三步一呼，三步一吸。要用鼻和半张开嘴（舌尖卷起，微微舔上腭）的方式同时进行呼吸。

3. 健身跑的跑速要慢

不同的跑速对心脑血管系统造成的刺激不同，慢速跑对心脏的刺激比较柔和。一般常规的慢跑速度为200米/分钟。

4. 慢跑的强度

不同人的基础脉搏数也是不同的，如有的中老年人晨脉每分钟才五六十次，心动过缓，而有些中青年人却能够达到晨脉每分钟七八十次。因此，初期慢跑者在慢跑过程中将自己的心率控制在自己的每分钟晨脉数乘以（1.4~1.8）所得到的每分钟脉搏次数范围内，这运动强度是比较合适的。

5. 慢跑的步幅要小

在跑步时，步幅小是为了达到主动降低肌肉在每跑一步中的用力强度的目的，尽可能使跑步的时间延长。在跑步中有许多人过多地靠脚腕用力，还没跑多远就会出现局部疲劳，往往使人容易放弃跑步。

 健身操，健肺益寿保健康

肺活量是衡量一个人的身体素质、检测生命体征的一个重要指标。经常进行胸廓牵拉、挤压，以促进气体交换，也有利于增加肺活量。常做健身操既可提高健康人的肺功能，又能促进支气管炎、肺气肿等慢性肺部疾病的康复。

1. 伸展胸廓

自然站立，两脚间距同肩宽，双臂下垂。吸气，两手经体侧缓慢向上方伸展，尽量扩展胸廓，同时抬头挺胸，呼气时还原。

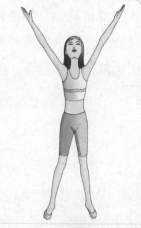

2. 转体压胸

站姿同上。吸气，上身缓慢地向右后方转动，右臂随之侧平举并向右后方伸展。然后左手平放于左侧胸前向右推动胸部，同时呼气。向左侧转动时，动作相同，方向相反。

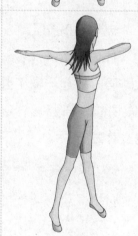

3. 交叉抱胸

坐位，两脚自然踏地。深吸气，然后缓缓呼气，同时两臂交叉抱于胸前，上身稍前倾，呼气时还原。

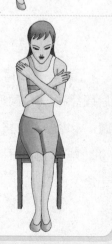

第一章
第二章
第三章
第四章
第五章
第六章
第七章

第四章　运动强身，不吃药就能养肺的秘诀

4.双手挤压胸

体位同上。两手放于胸部两侧，深吸气，然后缓缓呼气，同时两手挤压胸部，上身前倾，吸气时还原。

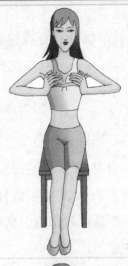

5.抱单膝挤压胸

体位同上。深吸气，然后缓缓呼气，同时抬起一侧下肢，两手抱住小腿，并向胸部挤压，吸气时还原，两侧交替进行。

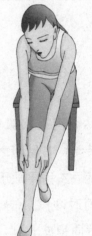

6.抱双膝压胸

直立，两脚并拢。深吸气，然后缓缓呼气，同时屈膝下蹲，双手抱膝，大腿尽量挤压腹部及胸廓，以协助排除肺中存留的气体，吸气时还原。

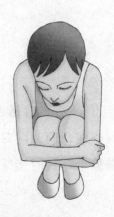

●锻炼者可以依次将以上呼吸健肺操做完,每遍重复5~8次;年老体弱者也可选其中的两三种,每遍重复10~15次,每天做2~3遍。

●做操时以腹式呼吸为主,要求吸气深长,尽量多吸;缓慢呼气,尽量呼尽。每一个动作在做完时,姿势应保持数秒钟,再进行下一个动作。

登山,有效提高肺的功能

登山是一项很好的有氧运动,山中空气新鲜,而且城市中的绿地花草远不能与山中的原始森林和草地的面积相比。因此,在山间

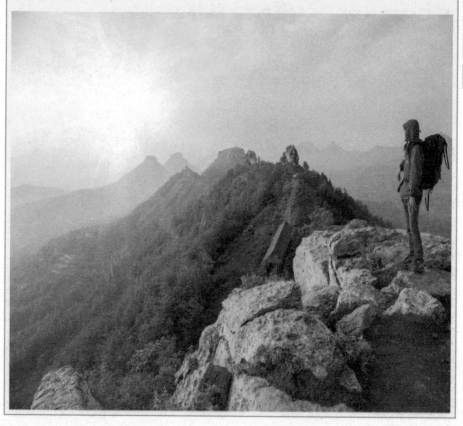

第一章
第二章
第三章
第四章
第五章
第六章
第七章

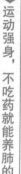

第四章 运动强身,不吃药就能养肺的秘诀

行走，有益于改善肺通气量，增加肺活量，提高肺的功能，同时还能使心脏的收缩能力增强。

进行登山锻炼应注意以下几点：

● 登山前特别要注意服装和鞋子，尽量轻装上山，少带杂物，以减轻负荷；鞋子要选用球鞋、布鞋和旅游鞋等平底鞋，勿穿高跟鞋，以免造成登山不便和有碍安全；借助拐杖要注意选择长短、轻重适宜的，以及结实的。

● 行前应留心天气预报，适时增减衣服。遇雨时在山上不可用雨伞而要用雨披，这是为避雷电，并防止山上风大连人带伞给吹走。

● 要做到观景不走路，走路不观景；照相时要特别注意安全，要选择能保障安全的地点和角度，尤其要注意岩石有无风化。

● 注意林区防火，登山沿途不能吸烟。爱护自然环境，不破坏景观资源；维护风景区环境整洁，不任意丢弃垃圾。

太极拳，增强肺部换气功能

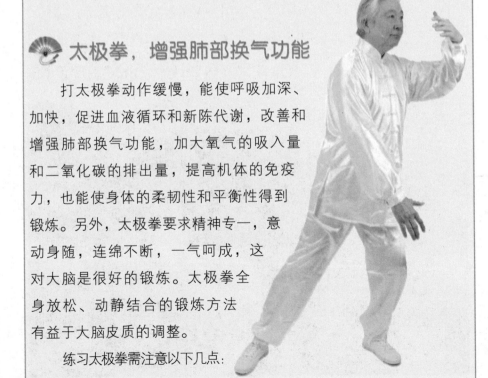

打太极拳动作缓慢，能使呼吸加深、加快，促进血液循环和新陈代谢，改善和增强肺部换气功能，加大氧气的吸入量和二氧化碳的排出量，提高机体的免疫力，也能使身体的柔韧性和平衡性得到锻炼。另外，太极拳要求精神专一，意动身随，连绵不断，一气呵成，这对大脑是很好的锻炼。太极拳全身放松、动静结合的锻炼方法有益于大脑皮质的调整。

练习太极拳需注意以下几点：

1. 练习要领

坚持"心静"并保持心平气和；集中精神；对各种不同姿势和动作的要求要正确把握；练习的强度要根据自己的具体情况来确定。

2. 练习速度

以杨式太极拳为例，练一遍其传统套路（共八十五式）以20分钟左右较为适宜，动作之慢，犹如水中行走，自觉有阻力，这样可以使内劲加以增长。

3. 注意事项

早起练拳时必须排清二便。练拳后不能立即安坐或静卧，也不宜立即进食，须步行片刻。

骑自行车，提高肺的呼吸功能

在我国，自行车是一种很普通又十分便利的交通工具，在上下班和郊游时人们会经常骑自行车。近年的研究结果显示，骑自行车和跑步、游泳一样，是一种能改善人们的心肺功能的耐力性锻炼。

运动专家指出，自行车运动中，手臂和躯干的动作多为静力性，两腿的动作多为动力性，在重

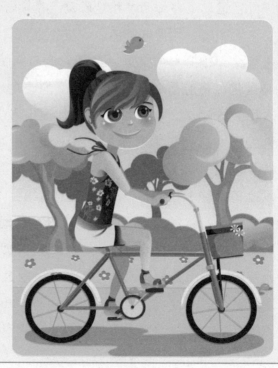

第一章
第二章
第三章
第四章
第五章
第六章
第七章

第四章 运动强身，不吃药就能养肺的秘诀

新分配血液时，会供给下肢较多血液。随踏蹬动作的速度和地势起伏的变化，心率的变化也不同。骑车时，身体内部急需"养料"的补充，所以心率往往比平时快2~3倍。如此反复练习，心肌收缩有力，血管壁的弹性增加，从而增大肺通气量，增加肺活量，提高肺的呼吸功能。

浴鼻，润肺健鼻防治感冒

中医学认为，肺开窍于鼻，如果鼻的通气功能出现障碍，则肺脏的功能将受到严重影响，因此对鼻子进行按摩和护理非常有必要。

鼻子是呼吸道的门户。鼻腔有丰富的毛细血管，有利于分泌黏液，加温冷空气，使干燥的空气湿润。鼻毛纵横交错形成保护屏障，鼻纤毛上有一层黏液，黏液可以黏附进入鼻子的细菌和粉尘，在纤毛运动下将细菌、粉尘移动至鼻咽部，咳出体外。鼻黏液中还含有溶菌酶，能抑制细菌。这样，进入鼻腔的灰尘、细菌、病毒几乎能全部被排出或消灭。然而，老年人的鼻功能随着年龄增大普遍退化，鼻腔血管出现不同程度的硬化、损伤，鼻纤毛减少，鼻内黏液分泌减少，抵御病菌、加湿空气、调节温度的作用不能正常发挥，加上冬季寒冷、空气干燥，更容易感冒，继发呼吸道疾病。洗脸时，用冷水将鼻腔清洗几次，能对鼻黏膜的血液循环加以改善，使鼻子对寒冷的适应能力得到增强，并使人体免疫力得到增强，对感冒及呼吸道其他疾患加以预防。

可以分三步锻炼鼻子。两手拇指擦热，指擦鼻头36次，然后静心意守，排除杂念；两目注视鼻端，默数呼吸次数3~5分钟；晚上睡觉前，暂去枕头，俯卧于床上，两膝部弯曲使两足心向上，用鼻深吸气4次，呼气4次，最后恢复正常呼吸。本法能够润肺健鼻，对感冒和鼻病进行预防，还可以强体健身。

若能坚持用冷水在每天清早或傍晚时浴鼻会有更好的效果。具体做法是，将鼻浸在冷水里，闭气不息少顷，抬头换气后，再浸入水中，如此反复10次左右。

益气养肺功，防治感冒

益气养肺功能够提高肺功能，是防治伤风感冒、急慢性气管炎、肺气肿等呼吸系统疾病的经络导引功。

益气养肺功

【功前准备】并步站立，周身放松，气定神敛，思想集中，怡然自得，准备练功。

【默念练功口诀】

夜阑人静万虑抛，意守丹田封七窍。

呼吸徐缓搭鹊桥，身轻如燕飘云霄。

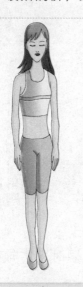
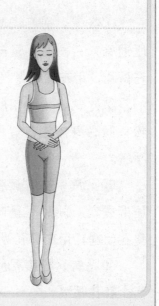

第一章
第二章
第三章
第四章
第五章
第六章
第七章

第四章

运动强身，不吃药就能养肺的秘诀

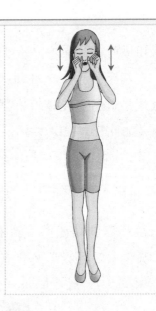

第一式：干浴迎香

并步站立，两手拇指微微屈指，轻握其他四指，中冲轻点劳宫，拇指背压在迎香穴上。

第一个八拍：

①吸气，提肛调腹，两拇指背同时从迎香穴（鼻翼旁0.5寸，鼻唇沟中）沿鼻梁两侧向上按摩，经鼻翼到达睛明穴（闭目，在目内眦角上0.1寸处）。

②呼气，松腹松肛，两拇指背沿原路向下摩运到迎香穴。

③、⑤、⑦同①；④、⑥、⑧同②。

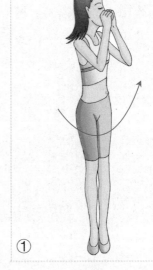

第二个八拍

①吸气，提肛调腹，左拇指背按压迎香穴；同时尽量向左转体，闭塞左鼻孔，用右鼻孔吸气。

②呼气，松腹松肛，左拇指背放松；同时身体向右转正，用两个鼻孔呼气。

③吸气，提肛调腹，右拇指背按压迎香穴；同时尽量向右转体，使右鼻孔闭塞，用左鼻孔吸气。

①

④呼气，松腹松肛，右拇指背放松，同时身体向左转正，用两个鼻孔呼气。

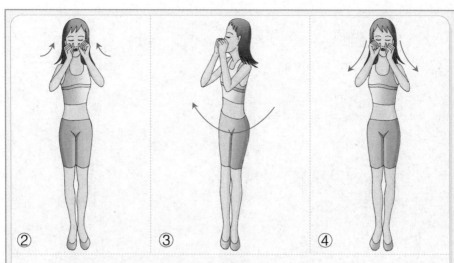

② ③ ④

⑤同①，⑥同②，⑦同③，⑧同④。

【练功次数】

做2～4个八拍，两掌在最后一个八拍的第八拍时收在腹前，掌心朝上，掌尖相对（两掌之间的距离和两掌与腹部的距离均约10厘米）；眼向前方平视。

【注意事项】

● 采用深长的腹式呼吸，并有轻吸重呼的要求；上体在向上摩运吸气时略微后仰；上体在向下摩运呼气时略微前倾。

● 左右转体幅度不宜过大，身体中正，前俯后仰、左倾右斜是不可取的。

● 意守商阳（商阳属手阳明大肠经穴，位于食指桡侧，距指甲角约0.1寸处）。

第二式：单臂擎天

①吸气，提肛调腹，两掌放于腹前，掌指相对，将重心移到右脚，半蹲右腿，左脚向左后方撤一步，身体同时稍向左转，不超过45°，左腿屈膝半蹲，重心移到左脚，伸直右腿，跷起右脚尖；同时提左掌心至胸前，右掌基本不动；眼看左掌。

第一章
第二章
第三章
第四章
第五章
第六章
第七章

第四章

运动强身，不吃药就能养肺的秘诀

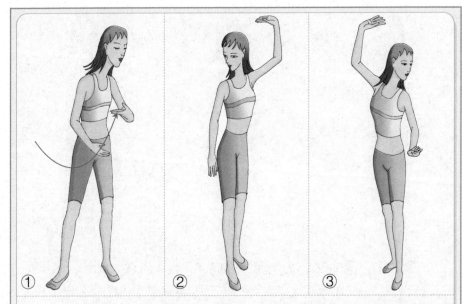

①　②　③

②呼气，松腹松肛，舒胸展体，伸直左腿，右脚稍向里回撤半步，伸直右腿，右脚尖点地呈右高虚步；两掌同时翻掌，上托左掌，自然伸直左臂，掌心朝上，掌指朝右，右掌下按于右胯旁，掌心朝下，掌指朝前；眼向右平视。

③吸气，提肛调腹，左腿屈膝，下蹲，重心下沉，向右前方上半步，右腿呈右弓步，同时左掌向左前方下按于左胯旁，自然伸直左臂，掌心朝下，稍外展右掌，亦自然伸直右臂，掌心向上，掌指朝左；眼转视左前方。

④呼气，松腹松肛，左脚向右脚并拢，随之逐渐伸直两腿；同时两掌抄于小腹前，掌心朝上，指尖相对，两掌之间距离和掌与小腹之间距离均约10厘米；眼向前平视。

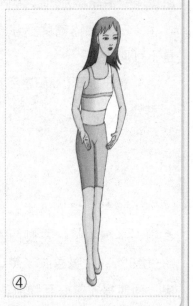

④

重复①~④的动作；唯换右脚向右后方撤步做动作。

【练功次数】做2个八拍。

【注意事项】

● 动作要连贯，上下肢要协调一致。

● 转头要充分，使大椎穴有酸胀感。

● 在做第二拍和第六拍动作时，要求充分转头，沉肩舒胸，两臂均成弧形，和单手托天差不多。

● 意守商阳。

第三式：回头望月

①吸气，提肛调腹，移重心至右脚，左脚向左开步，略宽于肩，移重心到两脚之间；同时内旋两臂，两掌分别向左右反臂托掌与肩平，伸直两臂，掌心朝后上方；眼看左掌。

②呼气，松腹松肛，两脚不动，外旋两臂，两掌向上向前画弧交叉于胸前，左掌在里，两掌心朝里（掌离胸约30厘米）；眼转视两掌。

③吸气，两脚不动，提肛调腹，尽量将头向左转；同时使右拇指和食指呈"八"字，屈其他三指于掌心中，中冲点劳宫，掌心朝

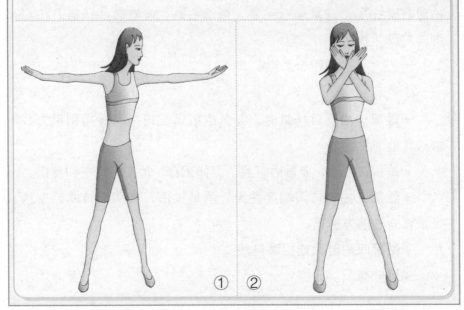

① ②

第一章
第二章
第三章
第四章
第五章
第六章
第七章

第四章
运动强身，不吃药就能养肺的秘诀

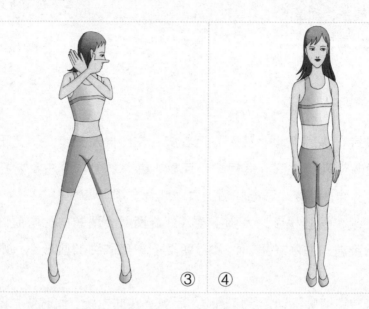

内，稍用力向右前方顶劲，左掌不动；眼平视左后方。

④呼气，松腹松肛，移重心到右脚，半蹲右膝，左脚向右脚并拢，随之逐渐伸直两腿；同时右掌翻掌使掌心朝下，自然伸直左掌五指，分别下按于体侧成并步站立；眼平视前方。

③　④

重复①～④的动作，唯换右脚向右开步做动作，右掌做第二拍时右臂在里，左掌呈八字掌；第三拍时，向右转头；第八拍右脚向左脚并拢。

【练功次数】做2个八拍。

【注意事项】

●做第一拍反臂托掌时，要垂肩拔顶，拇指和食指稍用力，放松其他部位。

●做第二拍时，要垂肘沉肩，上体正直，放松大拇指和食指。

●做第三拍时转头幅度宜大，垂肩拔顶，转头不转体，左八字掌要向右前方推顶。

●做第四拍时尽量松静自然。

●意守商阳。

第四式：轻舟平渡

①吸气，提肛调腹，身体微左转（不超过45°），两掌半握拳，中冲点劳宫，少商和商阳相接，经腹前上提至胸前，掌心朝下。移重心到右脚，右腿半蹲，左脚上步向左前方，腿伸直，脚跟着地呈左虚步，两手上提至肩前；眼平视前方。

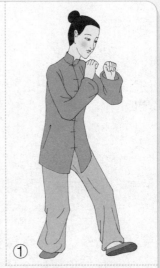

①

②呼气，松腹松肛，重心前移成左弓步；同时少商和商阳用力相捏后两拳变掌，向上、向左前下方画弧推按，伸直臂，掌心朝下，眼随手环视。

③吸气，提肛调腹，两手轻握拳，少商和商阳相接，经腹前向上画弧上提至胸前，继而少商和商阳用力相捏后变掌，掌心朝前下方，移重心到右脚，伸直左腿，左脚尖跷起（呈摇橹状）；眼视两掌。

④同动作②，⑤同动作③，⑥同动作②，⑦同动作③。

⑧呼气，松腹松肛；身体转正，左脚向右脚并拢，随之逐渐伸直两腿；同时两掌继续经体前画弧落于体侧呈并步站立；眼向

第一章
第二章
第三章
第四章
第五章
第六章
第七章

第四章
运动强身，不吃药就能养肺的秘诀

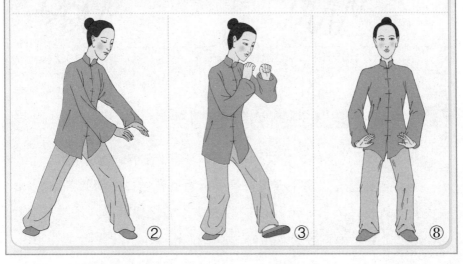

②　③　⑧

前方平视。

【练功次数】

做2~4个八拍，第二个八拍同第一个八拍，唯换右脚向右前方上步做动作；第三个八拍同第一个八拍；第四个八拍同第二个八拍。

【注意事项】

• 第一拍两掌轻握拳上提时，要垂肩拔顶，呈虚步时要敛臀松腰，上体正直，虚实分明。

• 第二拍两掌稍向上、向前、向下推按时，上体不能前倾，要沉髋松腰，以身带动手臂。

• 第三拍呈摇橹状时，动作要连贯，绵绵不断。

• 第四拍左脚向右脚并步时，上下肢要协调一致，气沉丹田。

• 意守商阳。

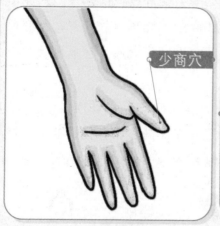

少商穴

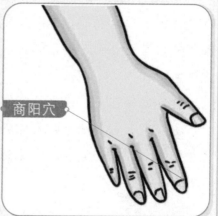

商阳穴

🪭 捶背，健肺养肺的保健方法

此法可以通畅胸气，可以预防感冒，还有健肺养肺的功效。

腰背自然直立，两手握成空拳，反捶脊背中央及两侧各3遍。要在捶背时屏住呼吸，叩齿10次，数次将津液缓缓吞咽。反复从下向上，再从上到下捶背数次。

🪭 拍肺功，事半功倍的养肺妙法

每晚临睡前，身体直立坐在椅子上，两膝自然分开，双手放于大腿上，头正目闭，全身放松，意守丹田，吸气于胸中，同时抬手用掌从两侧胸部由上至下轻拍，呼气时从下向上轻拍，持续约10分钟，最后用手背随呼吸轻叩数十下背部肺俞穴。

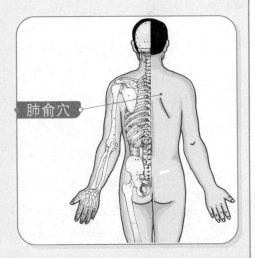

肺俞穴

🪭 常练瑜伽，减压又养肺的妙法

工作压力大、生活忙碌、课业繁重……会在一定程度上伤害我们的身体，但是借由瑜伽各式姿势的伸展、扭转和深度的休息放松，能将体内的腺体保持在平衡状态，而不会对我们的身体造成伤害。

瑜伽注重缓细而深长的呼吸，能有效增加肺的通气量。因此，常常练习瑜伽的人不容易受到感染，而且体质

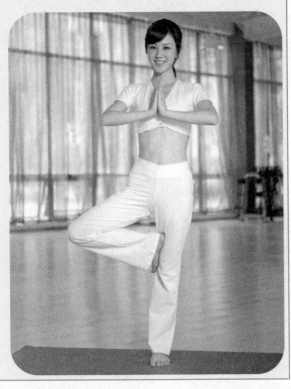

第一章
第二章
第三章
第四章
第五章
第六章
第七章

第四章

运动强身，不吃药就能养肺的秘诀

比一般人好。

 深呼吸，增加肺的通气和换气量

　　很多人并不清楚人肺的总面积约有2个足球场那么大。大多数人的一生对肺的使用并不完全，只是用了其总面积的三分之一左右。如果我们将那部分"沉睡的肺"唤醒，身体的机能会有一个质的提升。因为，呼吸是生命之根本。

　　腹式深呼吸就是唤醒那部分"沉睡的肺"的一个很好的方法。很多人因为呼吸太短促，空气不能深入肺叶下端而导致换气量小。心肺相通，心脏会因为肺的功能不好而导致供血不足，自然人就不健康。而人在深呼吸的时候，会增加肺的通气和换气量，提高血氧饱和度，从而得以充分发挥全身各器官、各系统的功能。另外，深呼吸对于将肺内的残留气体及其他代谢物顺利排出极为有利，并有助于身体的放松，能够使紧张情绪得到缓解。

第五章

传统疗法，中医养肺有妙招

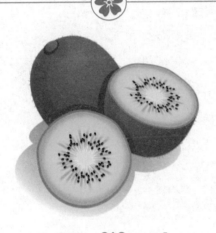

　　肺部疾病是困扰很多人的常见疾病，严重威胁着人们的日常生活。人们应该重视肺部疾病，及时进行预防护理与用药治疗。按摩、刮痧、拔罐、艾灸、中药等都是不错的养肺方法。掌握方法，认真实践，定能让你有一个健康的肺。

养肺保健法——按摩

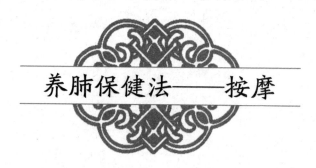

什么是按摩

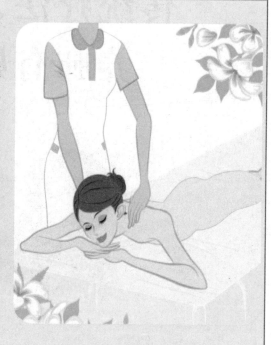

按摩是根据中医的脏腑、经络学说的理论基础，并与现代医学的解剖相结合，于人体体表的特定部位用一些手法来对机体的病理状况进行调节，达到理疗目的的方法。从性质上来讲，按摩属于一种物理治疗的方法。一般来说，将其分为保健按摩、运动按摩和医疗按摩三种。

按摩对呼吸系统的作用

按摩通过对穴位、经络等的刺激及传导作用，能对肺的功能产生一定影响。例如对肺俞穴、膈俞穴及相关穴位的按摩，能对膈及肺的状态进行调整，从而达到镇咳、平喘、化痰的作用，可使呼吸加深，增加氧气的吸入量和二氧化碳的排出量，使肺的弹性得到恢复，同时使呼吸肌发达。

按摩太渊穴止咳化痰

【精确定位】太渊位于在腕前区，桡骨茎突与舟状骨之间，拇长展肌腱尺侧凹陷中。

【养生功效】通调血脉，止咳化痰。对咳嗽气喘、咽痛、胸痹、腕掌关节痛、无脉症等有辅助治疗的作用。

【按摩方法】由于此穴的位置比较深，因此按揉时一定要

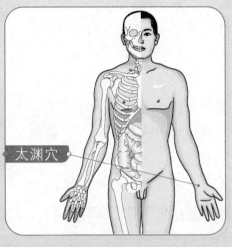

太渊穴

用力。在进行按揉之前，最好先将指甲剪去，以免使皮肤受到伤害，按摩一般为3~5分钟，最好在寅时进行，即早上3~5时。中医学认为，寅时是肺经气血最旺盛的时刻。如果人的肺不好，在这个时刻就容易醒来。醒来后对太渊穴进行按摩，可以很好地调治肺部疾病。

按摩中府穴止咳平喘

【精确定位】中府位于胸部，横平第1肋间隙，锁骨下窝外侧，前正中线旁开6寸。

【养生功效】肃降肺气、和胃利水、止咳平喘、清泻肺热等功效。

【按摩方法】此穴可用于日常保健。因为中府穴下方肌肉偏薄，所以按摩时不要用太大的力道，稍稍施力按揉1~2分钟即可。

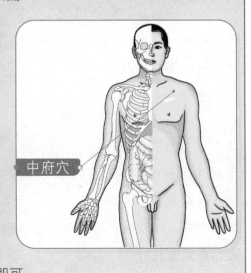

中府穴

第一章
第二章
第三章
第四章
第五章
第六章
第七章

第五章

传统疗法，中医养肺有妙招

按摩尺泽穴缓解气喘

【精确定位】在肘横纹上，肱二头肌腱桡侧凹陷处。

【养生功效】肃降肺气，滋阴润肺。适用于咳嗽、气喘、咽喉肿痛、胸部烦满、肘臂挛痛等症。

【按摩方法】用双手拇指指腹按压尺泽穴，每次3分钟，每日2次。

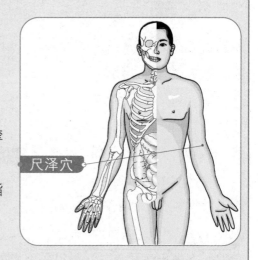

尺泽穴

按摩肺俞穴调补肺气

【精确定位】在背部，第3胸椎棘突下，旁开1.5寸。

【养生功效】肃降肺气，解表宣肺。可治疗如哮喘、咳嗽、腰脊痛、喉痹等呼吸系统疾病及与气有关的疾病。

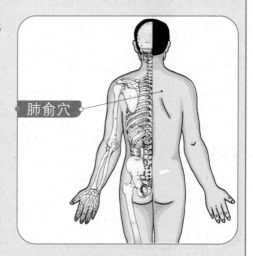

肺俞穴

【按摩方法】用手掌根按揉左右侧肺俞穴各一遍，一遍为36次，再用拇指指腹按压天突穴一遍，一遍为36次，一般一天按揉3～5遍即可，或按揉至局部有酸胀感。咳痰时也可以对肺俞穴进行按摩，用手指强压此穴6秒左右，重复做3次即可。

咳嗽的按摩治疗法

按摩不仅可以放松舒畅全身，而且可以用于治疗咳嗽。

方法① 指推膻中穴

【精确定位】在体前正中线，两乳头连线之中点。

【养生功效】宽胸理气，止咳平喘。适用于咳嗽、心悸、烦闷、呼吸困难、咳喘等病症。

【按摩方法】用拇指在膻中穴自下而上推约2分钟，以有胀麻感向胸部发散为度。

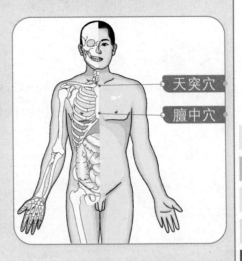

天突穴

膻中穴

方法② 点按天突穴

【精确定位】位于颈部，当前正中线上胸骨上窝中央。

【养生功效】宽胸理气，通利气道，化痰宣肺，适用于咳嗽、哮喘、咽喉肿痛等病症。

【按摩方法】被按摩者仰头，按摩者用中指点按天突穴约2分钟，力度宜小，不能影响呼吸。

方法③ 掐揉中府穴

【精确定位】在胸前外上方，平第1肋间隙，前正中线旁开6寸。

【养生功效】肃降肺气，止咳平喘，清泻肺热。适用于咳嗽、气喘、肺胀满等病症。

【按摩方法】被按摩者取仰卧位或坐位，按摩者用拇指对中

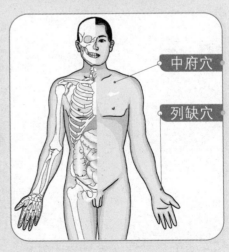

中府穴

列缺穴

第一章
第二章
第三章
第四章
第五章
第六章
第七章

第五章

传统疗法，中医养肺有妙招

府穴轻轻掐按1分钟，然后按顺时针的方向按揉2分钟，以有局部酸胀感向肺部发散为度。

方法④ 揉掐列缺穴

【精确定位】在前臂桡侧缘，桡骨茎突上方，腕横纹上1.5寸处。

【养生功效】止咳平喘。适用于咳嗽、气喘、哮喘、感冒、支气管炎、鼻炎等病症。

【按摩方法】按摩者一手托住被按摩者的前臂，用另一手拇指对列缺穴轻揉半分钟，然后用拇指和食指掐按1分钟。

方法⑤ 按揉肺俞穴

【精确定位】位于背部，当第3胸椎棘突下，旁开1.5寸。

【养生功效】肃降肺气，解表宣肺。适用于哮喘、咳嗽等病症。

【按摩方法】被按摩者取坐位或仰卧位，按摩者用拇指以顺、逆时针方向揉肺俞穴各2分钟，揉至局部发热为止。

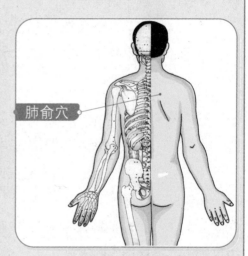

肺俞穴

 感冒的按摩治疗法

方法① 按揉风池穴

【精确定位】在项后区，当枕骨之下，与风府穴相平，胸锁乳突肌与斜方肌上端之间的凹陷处。

【养生功效】祛风散寒，能有效防治发热感冒等呼吸系统疾病。

【按摩方法】一手扶住其前额，另一手用拇指和食指分别置于被按摩者的风池穴处，揉捏半分钟。

方法② 揉按太阳穴

【精确定位】位于头部侧面，眉梢和外眼角中间向后1横指凹陷处。

【养生功效】止痛醒脑，振奋精神。经常按摩此穴能有效缓解和防治感冒引起的头痛、偏头痛。

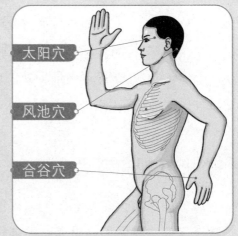

【按摩方法】两手中指同时用力，以顺时针方向按揉太阳穴约2分钟，然后以逆时针方向按揉约2分钟，以局部有酸胀感为佳。

方法③ 掐揉合谷穴

【精确定位】在手背，当第2掌骨桡侧的中点处。

【养生功效】祛风解表，通络镇痛。经常按摩此穴能有效防治感冒、头晕、耳鸣等。

【按摩方法】用拇指指腹掐揉合谷穴30次，两手交替，以有局部酸胀感为佳。

方法④ 按揉大椎穴

【精确定位】在背部正中线上，第7颈椎棘突下凹陷中。

【养生功效】温阳散寒，解表清热。适用于风寒感冒或风热感冒引起的咳嗽、发热等。

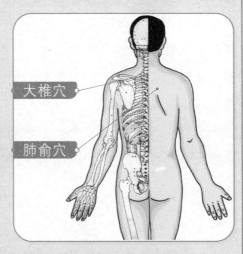

【按摩方法】被按摩者取坐位，低头，按摩者用大拇指按顺、逆时针对大椎穴按揉约2分钟。

第一章
第二章
第三章
第四章
第五章
第六章
第七章

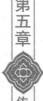

第五章 传统疗法，中医养肺有妙招

方法 5 按揉肺俞穴

【精确定位】在背部，当第3胸椎棘突下，旁开1.5寸。

【养生功效】肃降肺气，解表宣肺。适用于感冒、咳嗽等病症。

【按摩方法】被按摩者取仰卧位或坐位，按摩者双手拇指按顺、逆时针按揉肺俞穴各约2分钟。

肺气肿的自我按摩法

肺气肿患者大多是老年人，这些患者大部分有吸烟史和慢性支气管炎病史。我们如果想远离因肺气肿、慢性支气管炎和肺心病造成的困扰，除了戒除不良嗜好外，还应用自然疗法进行自我调理，以此来达到有病治疗、无病强身的效果。下面就介绍其中7种治疗肺气肿的自我按摩法。

方法 1 抹前额、推侧头、揉风池

【按摩方法】肺气肿患者取坐位，双手的四指从前额中线开始，向头部两侧抹去，抹至太阳穴处后改用五指紧贴头皮，沿头两侧由前向后推，推到后颈部，用食指、中指在风池穴处按揉。重复操作约5分钟。

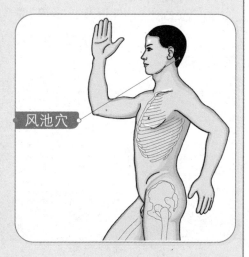

风池穴

【养生功效】壮阳益气，祛风散寒。此手法能够缓解患者常常出现的头晕、嗜睡、咳嗽等症状，同时能够增强机体免疫力。

方法 2 揉合谷穴、曲池穴

【精确定位】

● 合谷穴：在手背，当第2掌骨桡侧的中点处。

●曲池穴：在肘横纹外侧端，屈肘，当尺泽穴与肱骨外上髁连线中点。

【按摩方法】一手拇指对另一手的合谷穴和曲池穴进行按揉，以感到酸胀为佳。每穴按揉2分钟。然后两手交换继续按揉。每天做3次。

【养生功效】疏风解表，宣通气血，清解里热，适用于肺气肿、肺炎等症。此外，这两个穴是人体强壮的要穴，能够有效增强机体免疫力，提升整体精神状态，修复受损组织。

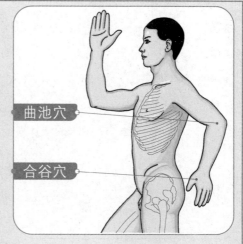

曲池穴

合谷穴

方法 3 揉尺泽穴

【精确定位】在肘横纹中，肱二头肌腱桡侧凹陷处。

【按摩方法】用拇指按揉尺泽穴，以有酸胀感为佳，操作和按揉合谷穴、曲池穴的相同。

【养生功效】尺泽穴能够补肺气，滋肺阴，是治疗肺病的特效穴位。适用于咳嗽、气喘、咯血、胸部胀满、咽喉肿痛等。

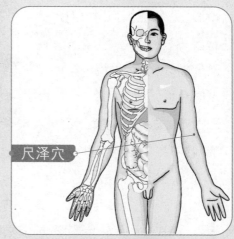

尺泽穴

方法 4 按揉小腹

【按摩方法】双手重叠，稍微用力在小腹部进行按压，然后和缓

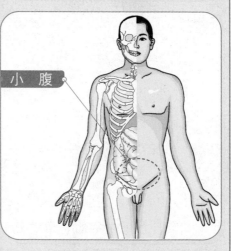

小 腹

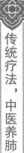

第五章 传统疗法，中医养肺有妙招

地按顺时针方向按揉，每次按揉10分钟，每天2次。注意力度千万不要过大，也不要憋气，以免出现喘憋，加重病情。

【养生功效】小腹部的气海穴和关元穴是人体补气强身健体的重要穴位。轻柔和缓地按揉小腹部可以对两穴形成有效的刺激，能够起到补气平喘、增进食欲的作用。

方法 5 毛巾擦背、擦颈、擦腰

【按摩方法】在洗澡中或洗澡后，用一条湿润的长毛巾先对后颈部进行擦拭，再斜着对后背进行擦拭，最后横擦腰部，每个部位进行1分钟的擦拭，以皮肤发红微热为佳。

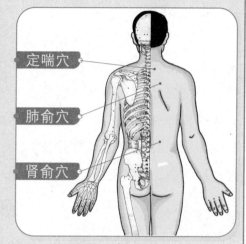

【养生功效】此方法对颈部、背部、腰部的定喘穴、肺俞穴、肾俞穴等强壮穴形成刺激，以达到宽胸理气、补肾平喘的效果。临床证实，此做法在一定程度上有助于促进肺泡的回缩，还能使血液中的含氧量增加，有效提高生活质量。

方法 6 横擦前胸部

【按摩方法】患者取坐位，手掌平贴两锁骨下缘，并对上胸部进行左右平擦，约擦1分钟后向下移一掌，继续平擦，直至擦到下肋缘。将整个前胸均匀地擦热，以前胸皮肤微微发红为度，每日3次。

【养生功效】这个手法能使胸腔内肺组织的血液供应有效地增加，能够使血液中的氧含量得到明显的提高，同时促进肺泡的恢复及提高肺功能。横擦前胸部的作用相当于吸氧。

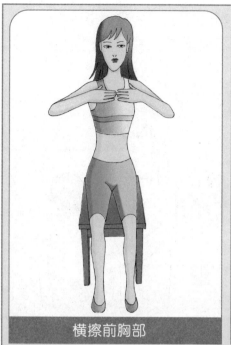
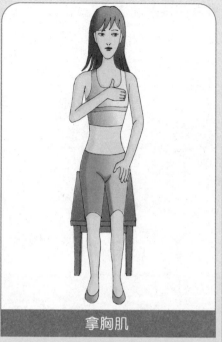

| 横擦前胸部 | 拿胸肌 |

第一章
第二章
第三章
第四章
第五章
第六章
第七章

方法 7 拿胸肌

【按摩方法】先用右手轻柔地拿捏左侧腋窝前面的胸肌，拿捏20次后换左手拿捏右侧胸肌，两侧对称。两手同时拿捏对侧胸肌也是可以的。

【养生功效】此手法可对肋间协助呼吸动作的肌肉形成刺激，使这些肌肉的功能得到增强，对于呼吸运动很有帮助。

♥温馨提醒

以上方法适用于肺气肿患者的日常护理，不可半途而废。

 补益肺气的按摩法

第一步

被按摩者取仰卧位，按摩者坐其侧，两手四指掌侧置于被按摩者两侧季肋下缘，由上而下逐步着力按压，用力大小以能耐受为度，经幽门穴、阴都穴至肓俞穴止，反复操作3~5分钟，按压时局部当有沉重、酸胀感。

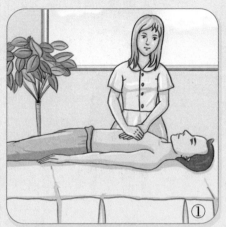
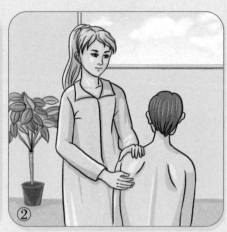

第二步

被按摩者取坐位，头向后仰，挺胸。按摩者站其侧，以一手拿定患者左肩，并向后方掀扳，另一手掌根自肩中俞穴沿肩胛骨脊柱缘经膏肓穴向外下方斜推至腋中线。在膏肓穴处应着力推动，并同时使患者咳嗽，在肩胛上部用力要较肩胛下部为重，反复操作3~5分钟。同法，掌推右侧肩胛。

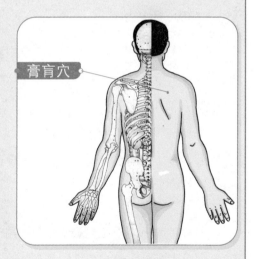

膏肓穴

❤温馨提醒

本法适用于肺气不足而致呼吸短促、言语无力、怕冷自汗、体倦神疲、面色苍白、舌淡苔薄等症。

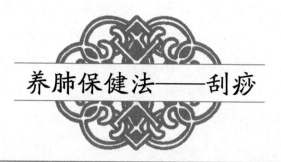

养肺保健法——刮痧

第一章
第二章
第三章
第四章
第五章
第六章
第七章

什么是刮痧

　　如今，刮痧疗法已经成为适用于多种病症的自然疗法。明代医学家张凤逵的《伤暑全书》具体地描述了"痧症"的病因、病机和症状。他认为，毒邪如果由皮毛而入，就会使人体的脉络受到阻塞，导致气血阻塞而使气血流通不畅；如果毒邪由口鼻吸入，就会使络脉阻塞，导致络脉的气血不通。这些毒邪越深，郁积得越厉害，病情就会越严重。对于这样的情况，就必须采取措施进行急救，也就是必须用刮痧放血的治疗方法。用刮痧器皿在表皮经络穴位上进行刮治，直到出现皮下出血凝结成像米粒样的红点为止，痧毒就可通过发汗使汗孔张开被排出体外，从而使疾病能够治愈。

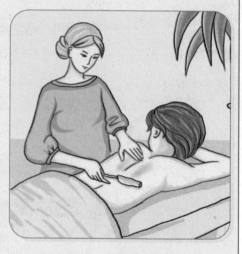

刮痧对呼吸系统的作用

　　刮痧通过对相关穴位、经络等的刺激及传导作用，能够调气行血、活血化瘀、舒筋通络、驱邪排毒，已广泛应用于内、外、妇、儿科的多种病症及美容、保健领域。刮痧对感冒发热、咳嗽等呼吸系统疾病有一定的辅助治疗作用，如刮拭大椎、风门、肺俞等穴可解表清热、疏风散寒，适用于治疗外感咳嗽；刮拭大椎、肾俞、中府等穴可肃降肺气、止咳平喘、清泻肺热、健脾补气，适用于治疗内伤咳嗽。总之，经常刮拭肺经上的穴位，有助于防治咳嗽、气喘、咯血、胸部满痛、咽喉疼痛等呼吸系统疾病。

外感咳嗽的刮痧疗法

【症状表现】外感咳嗽多为新病，表现为咳嗽、咳痰并伴有流涕鼻塞等。病程短，发病急，常伴有肺卫表证。

【选取穴位】大椎、风门、肺俞、身柱、膻中、中府、太冲。

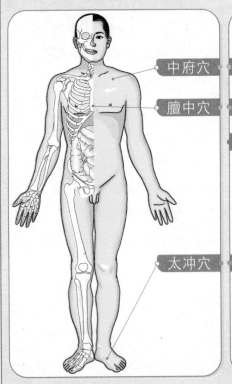
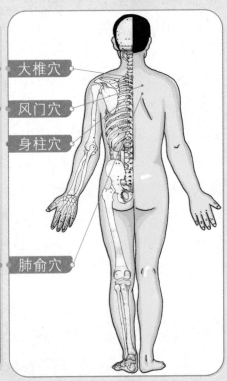

中府穴　　大椎穴

膻中穴　　风门穴

身柱穴

太冲穴　　肺俞穴

【精确定位】

●大椎穴：在背部正中线上，第7颈椎棘突下凹陷中。

●风门穴：在背部，当第2胸椎棘突下，旁开1.5寸。

●肺俞穴：在背部，当第3胸椎棘突下，旁开1.5寸。

●身柱穴：在背部，当后正中线上，第3胸椎棘突下凹陷中。

●膻中穴：在体前正中线上，两乳头连线之中点。

●中府穴：位于胸前外上方，平第1肋间隙，前正中线旁开6寸。

●太冲穴：位于足背，当第1、第2跖骨间，跖骨底结合部前方凹陷中，或触及动脉搏动处。

【刮拭顺序】先刮颈部大椎穴，然后刮背部风门穴、肺俞穴、身柱穴，接着刮胸部中府穴、膻中穴，最后刮足背部太冲穴。

【刮拭方式】

采用泻法。太冲穴、肺俞穴可放痧。先在刮痧位置涂抹刮痧油。刮拭大椎穴时要轻柔地用力，不能用力过大，可用刮板棱角刮拭，适度出痧。刮拭背部时，从风门穴经肺俞穴刮至身柱穴，用刮板角部自上而下进行刮拭。刮拭前正中线时宜用刮板角部从上到下由天突穴刮拭至膻中穴。

肺俞穴、太冲穴放痧，针刺前先对被刺位置进行推按，积聚血液到针刺位置，经常规消毒后，右手持针，左手拇指、食指、中指提捏被刺位置或穴位，对准穴位快速刺入1～3毫米深，随即退出针，用消毒棉球对针孔边缘进行推压，使少量流血。

🪭 内伤咳嗽的刮痧疗法

【症状表现】内伤咳嗽多为久病，表现为咳嗽、咳痰。病情反复，病程长，可伴其他脏腑疾病。

【选取穴位】大椎、风门、肺俞、身柱、肾俞、中府、膻中。

第一章
第二章
第三章
第四章
第五章
第六章
第七章

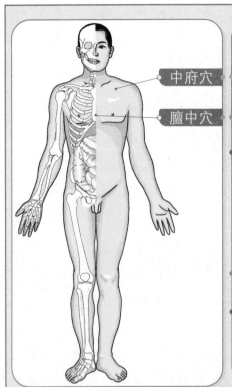
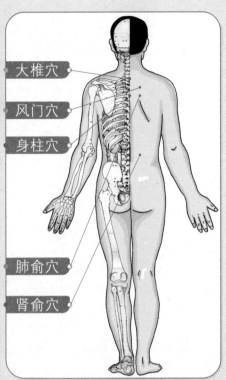

中府穴　大椎穴

膻中穴　风门穴

身柱穴

肺俞穴

肾俞穴

【精确定位】

● 大椎穴：在背部正中线上，第7颈椎棘突下凹陷中。

● 风门穴：在背部，当第2胸椎棘突下，旁开1.5寸。

● 肺俞穴：在背部，当第3胸椎棘突下，旁开1.5寸。

● 身柱穴：在背部，当后正中线上，第3胸椎棘突下凹陷中。

● 膻中穴：在体前正中线，两乳头连线之中点。

● 中府穴：在胸前外上方，平第1肋间隙，前正中线旁开6寸。

● 肾俞穴：在腰部，当第2腰椎棘突下，旁开1.5寸。

【刮拭顺序】先刮颈部大椎穴，然后刮背部的风门穴、肺俞穴、身柱穴、肾俞穴，最后刮胸部膻中穴。

【刮拭方式】采用补法。先在刮痧位置涂抹刮痧油。刮拭大椎穴时要轻柔地用力，用力不能过重，可用刮板棱角刮拭。刮拭背部时，从风门穴经肺俞穴刮至身柱穴，然后至肾俞穴，自上而下用刮板角部进行刮拭。刮拭胸部时宜用刮板角部从上向下由中府穴刮拭至膻中穴。

风寒感冒的刮痧疗法

【症状表现】恶寒重、发热轻、无汗、头痛、痰稀白、流清涕、口不渴、舌苔薄白。

【选取穴位】风池、大椎、风门、肺俞及肩胛部、中府及前胸、足三里、少商。

第一章
第二章
第三章
第四章
第五章
第六章
第七章

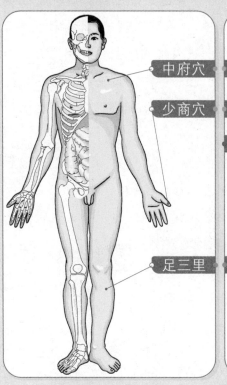

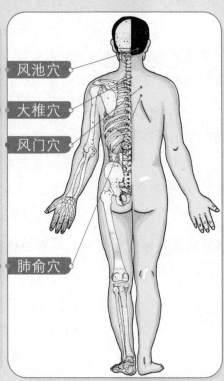

【精确定位】

●风池穴：在项后区，当枕骨之下，与风府穴相平，胸锁乳突肌与斜方肌上端之间的凹陷处。

●大椎穴：在背部正中线上，第7颈椎棘突下凹陷中。

●风门穴：在背部，当第2胸椎棘突下，旁开1.5寸。

● 肺俞穴：在背部，当第3胸椎棘突下，旁开1.5寸。

● 中府穴：在胸前外上方，平第1肋间隙，前正中线旁开6寸。

● 足三里穴：位于小腿外侧，犊鼻下3寸，犊鼻与解溪连线上。

● 少商穴：位于手指，拇指末节桡侧，指甲根角侧上方0.1寸（指寸）。

【刮拭顺序】先对后头部风池穴进行刮拭，再刮大椎穴及背部肺俞穴、肩胛部，然后刮拭中府穴及前胸，少商穴放痧，最后对足三里穴进行刮拭。

【刮拭方法】先涂抹适量刮痧油于需刮痧的部位。肩部肌肉丰富，刮痧时用力宜重，中间不能停顿，从风池穴刮至肩髃穴（肩峰与肱骨大结节之间）应一次到位。刮拭大椎穴时要轻柔用力，用力不可过重，可用刮板棱角刮拭，以出痧为度。刮拭胸部正中线，从天突穴经膻中穴向下刮至鸠尾穴（脐上7寸）。中府穴处宜从上向下用刮板角部刮拭。

少商穴、大椎穴放痧。先推按放痧部位，使血液于放痧部位积聚，经常规消毒后，右手持针，左手拇指、食指、中指提捏被刺部位或穴位，对准穴位迅速刺入1~3毫米深，随即退出针，轻轻挤压针孔周围，使少量出血，然后用消毒棉球对针孔按压。

风热感冒的刮痧疗法

【症状表现】恶寒轻、发热重、有汗、头痛、痰黄稠、流浊涕、口渴、舌苔薄黄。

【选取穴位】大椎、合谷、曲池、尺泽、外关、风池。

【精确定位】

● 大椎穴：在背部正中线上，第7颈椎棘突下凹陷中。

● 合谷穴：在手背，当第2掌骨桡侧的中点处。

● 曲池穴：在肘横纹外侧端，屈肘，当尺泽穴与肱骨外上髁连

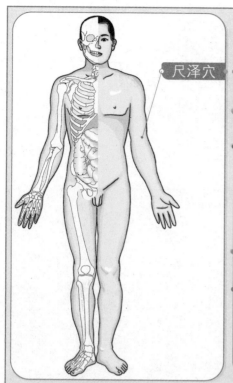

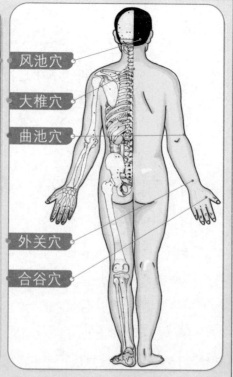

尺泽穴　　风池穴

大椎穴

曲池穴

外关穴

合谷穴

第一章
第二章
第三章
第四章
第五章
第六章
第七章

线中点。

●尺泽穴：在肘横纹中，肱二头肌腱桡侧凹陷处。

●外关穴：位于前臂后区，腕背侧远端横纹上2寸，尺骨与桡骨间隙中点。

●风池穴：在枕部，当枕骨之下，与风府穴相平，胸锁乳突肌与斜方肌上端之间的凹陷处。

【刮拭顺序】先对后头部风池穴进行刮拭，再刮颈部大椎穴，然后对上肢内侧曲池穴、尺泽穴进行刮拭，最后刮外关穴、合谷穴。

【刮拭方法】先在需刮痧的部位涂抹适量刮痧油。从风池穴向下刮3寸，中间不要停顿，不宜用力过重。刮拭大椎穴时用力轻柔，用力不可过重，可用刮板棱角刮拭，以出痧为度。刮拭上肢内侧两穴时应由上往下刮，可重刮尺泽穴。刮拭上肢外侧两穴时应由上向下。

养肺保健法——拔罐

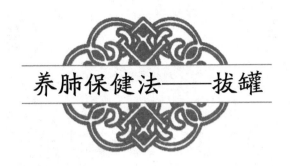

什么是拔罐

拔罐法又名"火罐气""吸筒疗法",古称"角法"。这是一种以杯罐为工具,借助热力排除其中的空气形成负压,吸附于皮肤,造成瘀血现象的一种疗法。古代医家用拔罐疗法治疗疮疡脓肿时以吸血排脓,后来又扩大应用于肺痨、风湿等内科疾病。

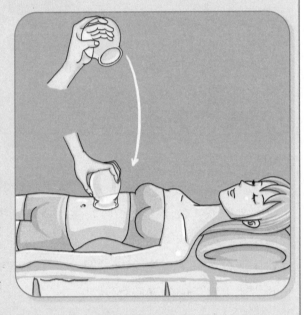

拔罐对呼吸系统的作用

拔罐疗法能促进肺部血液循环,改善支气管分泌和纤毛运动等情况,从而加速呼吸道炎症的康复。在肺俞穴、风门穴拔罐,能改善呼吸道的通气功能和换气功能,常用于防治风寒咳嗽、慢性支气管炎、哮喘等症。

防治发热的拔罐操作法

【选取穴位】大椎、曲池、委中。

【精确定位】

● 大椎穴: 在背部正中线上, 第7颈椎棘突下凹陷中。

● 曲池穴: 在肘横纹外侧端, 屈肘, 当尺泽穴与肱骨外上髁连线中点。

● 委中穴: 在腘横纹中点, 当股二头肌肌腱与半腱肌肌腱的中间。

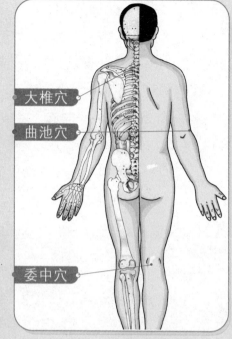

大椎穴
曲池穴
委中穴

【拔罐方法】采用刺络拔罐法, 用梅花针轻叩上述3穴, 以局部皮肤发红或微出血为度, 再拔罐, 留罐10分钟, 每天1次。

防治感冒的拔罐操作法

【选取穴位】大椎、风门、肺俞。

【精确定位】

● 大椎穴: 在背部正中线上, 第7颈椎棘突下凹陷中。

● 风门穴: 在背部, 当第2胸椎棘突下, 旁开1.5寸。

● 肺俞穴: 在背部, 当第3胸椎棘突下, 旁开1.5寸。

【拔罐方法】用镊子夹住已

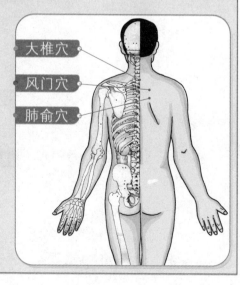

大椎穴
风门穴
肺俞穴

第一章
第二章
第三章
第四章
第五章
第六章
第七章

蘸有95%酒精的一小团棉球（但不能太多，以湿润为度），左手握住罐体，罐口朝右下方向，随后把燃着的棉球伸入罐内燃烧1～2秒，快速取出，左手迅速把罐体扣在所选取穴位。注意在将罐口送往穴位的过程中，罐底朝前靠近穴位，以免有空气进入罐内，接触皮肤时，快捷地顺势将罐口轻轻扭转。

拔罐的时间很重要，大火罐有较强吸力，每次可以留罐5～10分钟，小罐吸力相对较弱，每次可以留罐10～15分钟，早晚各一次，坚持3～5天。

♥温馨提醒

如果在拔罐的过程中有头晕、心悸、脉搏变弱的感觉，应迅速把火罐取下，一般喝一些开水后症状能够得到缓解。儿童及初次拔罐、体弱等易发生意外反应的患者，选小罐较为适宜。拔罐时间不宜太长，以免出现气胸。拔罐后出现的局部潮红、瘙痒不要乱抓，数小时后会自动消散，如果起罐后有水疱出现，用消毒针将其刺破，待液体流出后，涂以甲紫药水，以免感染。另外，要注意保暖，避免受凉。

🪭 防治哮喘的拔罐操作法

防治哮喘可在冬天三九天和夏天三伏天进行。坚持治疗可以预防哮喘。

方法❶ 膀胱经走罐

【选取穴位】大杼、厥阴俞之间的膀胱经。

【精确定位】

●大杼穴：在背部，当第1胸椎棘突下，旁开1.5寸。

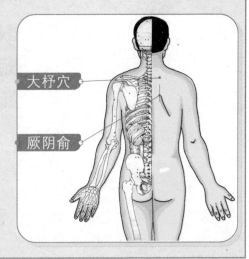

大杼穴

厥阴俞

●厥阴俞穴：在背部，当第4胸椎棘突下，旁开1.5寸。

【拔罐方法】取俯卧位，常规消毒大杼穴至厥阴俞穴的膀胱经，并涂上刮痧油，用闪火法将罐吸拔于穴位上，然后在以上两个穴位之间的膀胱经走罐，以皮肤出现瘀血为度。

方法❷ 大椎穴、定喘穴拔罐

【选取穴位】大椎、定喘。

【精确定位】

●大椎穴：在背部正中线上，第7颈椎棘突下凹陷中。

●定喘穴：在背部，当第7颈椎棘突下，旁开0.5寸。

【拔罐方法】取俯卧位，常规消毒大椎穴、定喘穴，用闪火法分别将罐吸拔于穴位上，留罐10分钟，以皮肤上有瘀血为度。

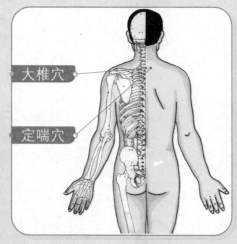

方法❸ 在天突穴拔罐

【选取穴位】天突。

【精确定位】位于颈部，当前正中线上胸骨上窝中央。

【拔罐方法】取仰卧位，常规消毒天突穴，用闪火法将罐吸拔于穴位上，留罐5分钟，以皮肤有瘀血为度。

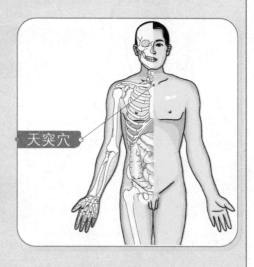

方法❹ 在膻中穴上拔罐

【选取穴位】膻中。

第一章
第二章
第三章
第四章
第五章
第六章
第七章

【精确定位】在前正中线，两乳头连线之中点。

【拔罐方法】取仰卧位，常规消毒膻中穴，用闪火法将罐吸拔于穴位上，留罐20分钟，以皮肤有瘀血为度。

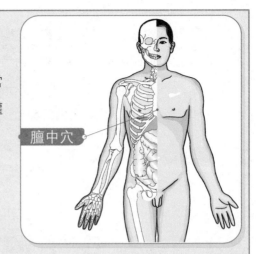

膻中穴

 防治肺气肿的拔罐操作法

方法①

【选取穴位】天突、膻中、风门、肺俞、肾俞。

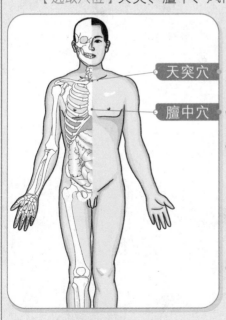

天突穴

膻中穴

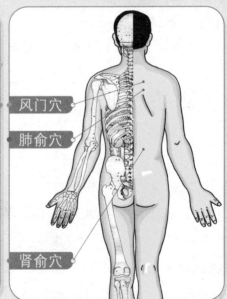

风门穴

肺俞穴

肾俞穴

【精确定位】

● 天突穴：位于颈部，当前正中线上胸骨上窝中央。

● 膻中穴：在体前正中线，两乳头连线的中点。

- 风门穴：在背部，当第2胸椎棘突下，旁开1.5寸。
- 肺俞穴：在背部，当第3胸椎棘突下，旁开1.5寸。
- 肾俞穴：在腰部，当第2腰椎棘突下，旁开1.5寸。

【拔罐方法】从天突穴至膻中穴，采用走罐法，以皮肤潮红为度。肺俞穴、风门穴、肾俞穴采用留罐法，留罐10～15分钟，每天1次，10次为1个疗程。

方法 2

【选取穴位】大椎到至阳的连线，定喘到膈俞的连线。

【精确定位】

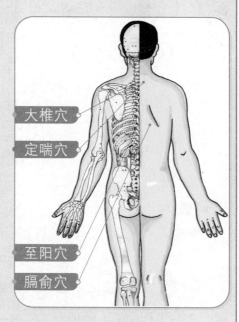

- 大椎穴：在背部正中线上，第7颈椎棘突下凹陷中。
- 至阳穴：在背部后正中线上，第7胸椎棘突下凹陷处。
- 定喘穴：在背部，当第7颈椎棘突下，旁开0.5寸。
- 膈俞穴：在背部，当第7胸椎棘突下，旁开1.5寸。

【拔罐方法】采用走罐法。在走罐部位涂抹万花油，以皮肤出现较密集的痧点为度。走罐后大椎穴、定喘穴留罐10分钟，每日1次，10次为1个疗程。

方法 3

【选取穴位】膻中、丰隆、定喘、脾俞、肾俞、关元。

【精确定位】

- 膻中穴：在体前正中线，两乳头连线之中点。
- 丰隆穴：在小腿前外侧，当外踝尖上8寸，条口穴外，距胫骨

第一章
第二章
第三章
第四章
第五章
第六章
第七章

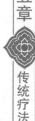

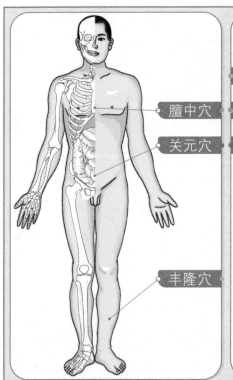

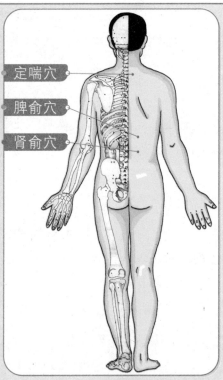

前缘2横指。

- 定喘穴：在背部，当第7颈椎棘突下，旁开0.5寸。
- 脾俞穴：在背部，当第11胸椎棘突下，旁开1.5寸。
- 肾俞穴：在腰部，当第2腰椎棘突下，旁开1.5寸。
- 关元穴：在下腹部前正中线上，当脐中下3寸。

【拔罐方法】上述各穴拔罐后留罐10分钟，之后在上述各穴处行温和灸15分钟，以穴位皮肤微红，有温热感、舒适为度，10次为1个疗程。

♥温馨提醒

  治疗期间要十分重视饮食起居的规律性，按时饮食和睡眠，劳逸结合，调适情志，戒烟酒，清淡饮食。要注意防寒保暖，避免感冒，特别是老年人以及久病体虚的患者；多做户外锻炼运动，增强体质，促进疾病康复。

防治咳嗽的拔罐操作法

【选取穴位】大椎、风门、肺俞、膏肓、曲垣。

【精确定位】

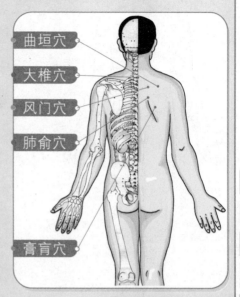

曲垣穴
大椎穴
风门穴
肺俞穴
膏肓穴

● 大椎穴：在背部正中线上，第7颈椎棘突下凹陷中。

● 风门穴：在背部，当第2胸椎棘突下，旁开1.5寸。

● 肺俞穴：在背部，当第3胸椎棘突下，旁开1.5寸。

● 膏肓穴：在背部，当第4胸椎棘突下，旁开3寸。

● 曲垣穴：在肩胛部，肩胛冈内侧端上缘凹陷中，当臑俞穴与第2胸椎棘突连线的中点处。

【拔罐方法】患者取坐位或俯卧位，取适宜大小的火罐用闪火法或投火法等，将火罐吸拔在所取穴位上，留罐10～15分钟。每3～4天治疗1次（根据皮肤反应而定），5次为1个疗程，此法适用于治疗各种咳嗽。

 ## 防治慢性支气管炎的拔罐操作法

【选取穴位】大椎、身柱、大杼、风门、肺俞、膈俞、膏肓、曲池、尺泽、合谷、天突。

【精确定位】

● 大椎穴：在背部正中线上，第7颈椎棘突下凹陷中。

● 身柱穴：在背部，当后正中线上，第3胸椎棘突下凹陷中。

● 大杼穴：在背部，当第1胸椎棘突下，旁开1.5寸。

● 风门穴：在背部，当第2胸椎棘突下，旁开1.5寸。

● 肺俞穴：在背部，当第3胸椎棘突下，旁开1.5寸。

第一章
第二章
第三章
第四章
第五章
第六章
第七章

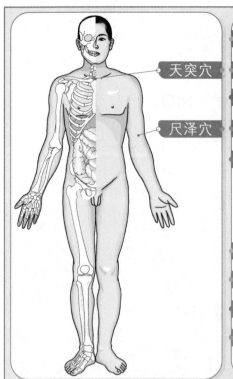

天突穴

尺泽穴

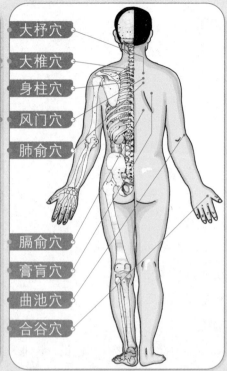

大杼穴

大椎穴

身柱穴

风门穴

肺俞穴

膈俞穴

膏肓穴

曲池穴

合谷穴

● 膈俞穴：在背部，当第7胸椎棘突下，旁开1.5寸。

● 膏肓穴：在背部，当第4胸椎棘突下，旁开3寸。

● 曲池穴：在肘横纹外侧端，屈肘，当尺泽穴与肱骨外上髁连线中点。

● 尺泽穴：肘横纹中，肱二头肌腱桡侧凹陷处。

● 合谷穴：在手背，当第2掌骨桡侧的中点处。

● 天突穴：位于颈部，当前正中线上胸骨上窝中央。

【拔罐方法】取口径为4～6厘米的玻璃火罐或陶瓷罐、竹罐，在罐底贴上大小约0.5厘米×0.5厘米的含95%酒精的棉片，将棉片点燃，待罐中空气燃烧将尽时立即扣在选用的治疗穴位上，使其牢固吸附在皮肤上，一般留罐10～15分钟，此法可用于各种慢性支气管炎。

♥温馨提醒

罐口不能烧得过热；一定注意避免粘在罐底的酒精棉花在点燃时脱落，否则会引起烫伤。

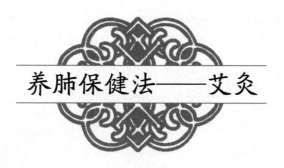

养肺保健法——艾灸

什么是艾灸

艾灸是一种点燃用艾叶制成的艾炷、艾条为主，熏烤人体的穴位以保健治病的自然疗法，在内科、外科、妇科、儿科、五官科疾病的治疗中多会用到，治疗前列腺炎、乳腺炎、肩周炎、盆腔炎、颈椎病、糖尿病等尤其有效。艾灸疗法有着十分广泛的适用范围，在中国古代是治疗疾病的主要手段之一。中医学认为，艾灸可以起到温阳补气、温经通络、消瘀散结、补中益气的作用。

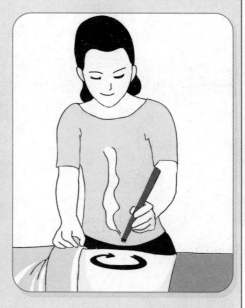

艾灸对呼吸系统的作用

点燃艾条，可以在一定程度上熏蒸及杀灭周围环境中的害虫及细菌。艾灸穴位有助于防治呼吸系统疾病，如艾灸风门穴可有效防治流感、哮喘、支气管炎、百日咳等；艾灸身柱穴具有理肺气、补虚损的功效，常与风门穴同时灸以防治感冒及其他呼吸系统多发病；艾灸肺

第一章
第二章
第三章
第四章
第五章
第六章
第七章

俞穴可以增强肺的宣发功能，最大可能地将不良之气排出体外。

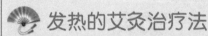 发热的艾灸治疗法

　　发热大多是由外感或内伤所致。外感发热的症状多见于外感热性病，常表现为高热不退，体温多在39℃以上，无汗或伴有其他症状。而内伤发热可见于西医的功能性低热、肿瘤、结核病、血液病、结缔组织病、慢性感染性疾病、内分泌疾病，以持续低热为主。

　　【选取穴位】大椎、曲池（双侧）。

　　【对症加穴】若患者有明显的恶风或恶寒症状，需加风门穴；严重咳嗽者，需加肺俞穴；体质虚弱的人要加足三里穴。

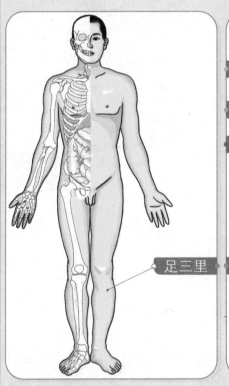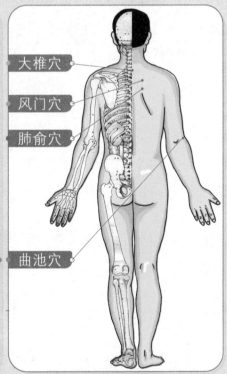

大椎穴
风门穴
肺俞穴
足三里　曲池穴

　　【精确定位】

　　●大椎穴：在背部正中线上，第7颈椎棘突下凹陷中。

●曲池穴：在肘横纹外侧端，屈肘，当尺泽穴与肱骨外上髁连线中点。

●风门穴：在背部，当第2胸椎棘突下，旁开1.5寸。

●肺俞穴：在背部，当第3胸椎棘突下，旁开1.5寸。

●足三里穴：在小腿前外侧，当犊鼻下3寸，距胫骨前缘1横指。

【艾灸方法】将艾条置于距施灸部位2～3厘米处，每穴施灸10分钟。局部皮肤在施灸时会发红并有灼热感，以不烫伤皮肤为度。每日灸一次。适用于外感风寒之发热、倦怠无力、头项强痛、肢节酸楚、恶风恶寒、鼻塞流涕、咳嗽、无汗、咽痒或咽痛、不思饮食等。

 ## 防治咳嗽的艾灸操作法

【选取穴位】列缺、尺泽、肺俞。

第一章
第二章
第三章
第四章
第五章
第六章
第七章

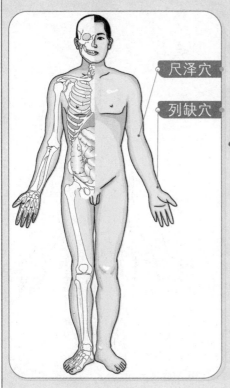

尺泽穴

列缺穴

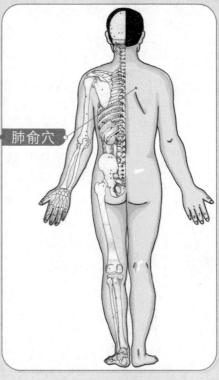

肺俞穴

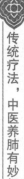

第五章

传统疗法，中医养肺有妙招

【精确定位】

● 列缺穴：在前臂桡侧缘，桡骨茎突上方，腕横纹上1.5寸处。

● 尺泽穴：肘横纹中，肱二头肌腱桡侧凹陷处。

● 肺俞穴：在背部，当第3胸椎棘突下，旁开1.5寸。

【艾灸方法】将艾条点燃后靠近穴位3~5分钟。如果感到温度过高可晃动艾条，调整艾条与皮肤的距离。

♥温馨提醒

　　在艾灸前对这些穴位进行推按，可以使疗效增强。具体方法为，大拇指指尖按压双侧列缺穴、尺泽穴，每个穴位按15~30下；用食指、中指端对肺俞穴按揉15~30下；用两手大拇指指腹自肺俞穴沿肩胛骨内侧缘向下分推，每分钟推30~50下。

防治哮喘的艾灸操作法

【选取穴位】肺俞、天突、关元、列缺。

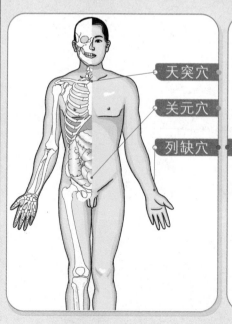
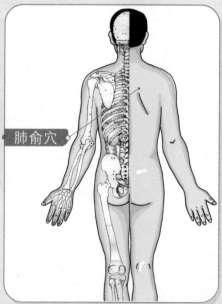

天突穴

关元穴

列缺穴　肺俞穴

【精确定位】

● 肺俞穴：在背部，当第3胸椎棘突下，旁开1.5寸。

● 天突穴：位于颈部，当前正中线上胸骨上窝中央。

● 关元穴：在下腹部，前正中线上，旁开1.5寸。

● 列缺穴：在前臂桡侧缘，桡骨茎突上方，腕横纹上1.5寸处。

【艾灸方法】先取俯卧位，灸肺俞穴，再取仰卧位，灸天突穴、关元穴、列缺穴。用艾绒做成圆锥状艾炷，要求艾炷底面直径1厘米、高1.5～2厘米，在肺俞穴、天突穴、关元穴行隔姜灸，每穴灸5壮；在列缺穴用艾条行雀啄灸，每次灸约10分钟。每日1次，10次为1个疗程。

♥ 温馨提醒

　　肺俞穴是输注肺气的地方，能使肺气调畅，起到清利、化痰、定喘、止咳的功效。列缺穴能宣通肺气，祛邪外出。天突穴是气道的关口，是治疗一切咳喘的特效穴。艾灸关元穴，可固本培元。

第一章
第二章
第三章
第四章
第五章
第六章
第七章

防治感冒的艾灸操作法

【选取穴位】大椎、风门、肺俞。

【精确定位】

● 大椎穴：在背部正中线上，第7颈椎棘突下凹陷中。

● 风门穴：在背部，当第2胸椎棘突下，旁开1.5寸。

● 肺俞穴：在背部，当第3胸椎棘突下，旁开1.5寸。

【艾灸方法】点燃艾条的一端，对准以上穴位，距皮肤2～3

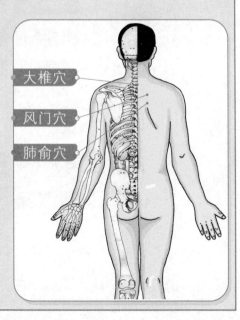

大椎穴
风门穴
肺俞穴

第五章

传统疗法，中医养肺有妙招

厘米，进行熏烤，以患者局部无灼痛而有温热感为宜，每穴一般灸10~15分钟，以皮肤出现红晕为度。每日灸1次或隔日1次，也可用艾灸罐温灸。此法有补肺益气、固表散寒的作用，能够使人体防病抗病的能力得到提高。

💙温馨提醒

在操作的过程中，点燃的艾条要与皮肤保持2~3厘米的距离，患者感到皮肤局部有温热感而无灼痛即可。

🪭 防治慢性支气管炎的艾灸操作法

【选取穴位】大椎、肺俞、风门、身柱、中脘、关元、神阙、膻中、天突、足三里、丰隆、定喘、曲池。

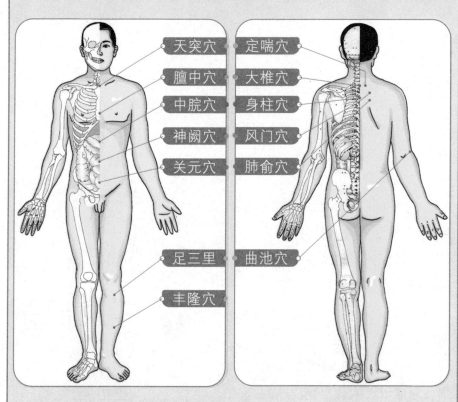

【精确定位】

● 大椎穴：在背部正中线上，第7颈椎棘突下凹陷中。

● 定喘穴：在背部，当第7颈椎棘突下，旁开0.5寸。

● 风门穴：在背部，当第2胸椎棘突下，旁开1.5寸。

● 肺俞穴：在背部，当第3胸椎棘突下，旁开1.5寸。

● 身柱穴：在背部，当后正中线上，第3胸椎棘突下凹陷中。

● 中脘穴：位于上腹部，前正中线上，当脐中上4寸。

● 关元穴：在下腹部，前正中线上，旁开1.5寸。

● 神阙穴：在脐中部，脐中央。

● 膻中穴：在体前正中线，两乳头连线之中点。

● 天突穴：位于颈部，当前正中线上胸骨上窝中央。

● 足三里穴：在小腿前外侧，犊鼻下3寸，距胫骨前缘1横指。

● 丰隆穴：在小腿前外侧，外踝尖上8寸，条口穴外，距胫骨前缘2横指。

● 曲池穴：在肘横纹外侧端，屈肘，当尺泽穴与肱骨外上髁连线中点。

【艾灸方法】

● 将三孔艾灸盒（只点两个艾段）放在背部正中线上可同时对大椎穴、肺俞穴、风门穴、身柱穴行灸。

● 将三孔艾灸盒放在体前正中线上可同时对中脘穴、关元穴、神阙穴行灸。

● 用单孔艾灸盒对膻中穴、天突穴、足三里穴、丰隆穴、定喘穴、曲池穴分别施灸。

♥ 温馨提醒

每次施灸将装在艾灸盒中的艾段用完为止，一般需15～30分钟，每天1次。可根据情况灵活掌握时间。

第一章
第二章
第三章
第四章
第五章
第六章
第七章

第五章

传统疗法，中医养肺有妙招

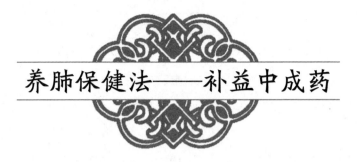

养肺保健法——补益中成药

 ## 什么是中成药

　　中成药是以中草药为原料，经加工制成各种不同剂型的中药制品，包括丸、散、膏、丹等各种剂型，是我国历代医药学家经过千百年医疗实践，创造、总结的有效方剂的精华。

　　中成药所指的各种成药，均为现成可用、适应急需、存贮方便的中药。相对中药药材而言，中成药治病省了中药煎剂所必要的煎煮时间，更因其能随身携带，不需煎煮等特点，因而使用十分方便。由于中成药多为经过炮制加工浓缩而成的制成品，故其每次需用量远远少于中药煎剂，而且成药已几乎消除了中药煎剂服用时特有异味等的不良刺激，在服药反应上，较易被大众接受。

　　郑重声明：在本书中所阐明的补益中成药的功效只是普遍性功效，在实际应用中，病患个体乃至其所生活的环境、生活习惯都存在差异，所以在使用之前，务必咨询医师。

玉屏风冲剂：益气固表

　　成分：黄芪、白术（炒）、防风为主料，糊精、甘露醇、矫味剂、黏合剂为辅料。

　　性状：本品味涩而后甘，为棕红色或棕色颗粒。

　　功效：益气、固表、止汗。适用于表虚不固、自汗恶风、面色㿠白，或体虚易感风邪的人。

用法用量：一次5克，每日3次，开水冲服。

注意事项：

●忌油腻食物。

●本品宜饭前服用。

●按照用法用量服用，小儿、孕妇、高血压、糖尿病患者应在医师指导下服用。

●服药两周或服药期间症状无明显改善，或症状加重者，应立即停药并去医院就诊。

●对本品过敏者禁用，过敏体质者慎用。

●本品性状发生改变时禁止使用。

●儿童必须在成人监护下使用。

●如正在使用其他药品，使用本品前请咨询医师或药师。

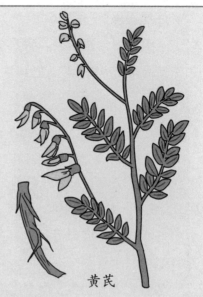

黄芪

第一章
第二章
第三章
第四章
第五章
第六章
第七章

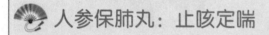 人参保肺丸：止咳定喘

成分：人参、罂粟壳、五味子（醋炙）、陈皮、砂仁、川贝母、枳实、麻黄、苦杏仁（去皮炒）、石膏、甘草、玄参。

性状：本品味甜、微苦；为黑褐色的大蜜丸。

功效：益气补肺、止咳定喘。用于肺气虚弱、津液亏损引起的虚劳久嗽、气短喘促等症。

用法用量：口服。一次2丸，每日2~3次。

禁忌：感冒咳嗽者忌服。

人参

第五章

传统疗法，中医养肺有妙招

注意事项：

● 因本品含罂粟壳，容易成瘾，不宜久服。

● 服用前应将蜡皮、塑料球壳除去；本品可嚼服，也可分份吞服。

六君子丸：补脾益气

成分：党参、白术（麸炒）、茯苓、半夏（制）、陈皮、甘草（蜜炙）。生姜、大枣为辅料。

性状：本品味微苦；为黄白色的水丸。

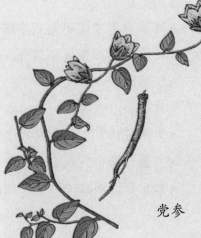

党参

功效：补脾益气，燥湿化痰。用于脾胃虚弱之食量不多、气虚痰多、腹胀便溏等症。

用法用量：口服，一次9克，每日2次。

禁忌：孕妇忌服。

注意事项：

● 忌食生冷、油腻、不易消化的食物。

● 不适用于脾胃阴虚所致的口干、舌红少津、大便干。

● 小儿、年老体弱者应在医师指导下服用。

● 对本品过敏者禁用，过敏体质者慎用。

参苏丸：祛痰止咳

成分：党参、紫苏叶、葛根、前胡、茯苓、半夏（制）、陈皮、枳壳（炒）、桔梗、木香、甘草。

性状：本品为棕褐色的水丸；气微，味微苦。

功效：益气解表，疏风散寒，祛痰止咳。用于身体虚弱、感受风寒所致的感冒，症见恶寒发热、头痛鼻塞、咳嗽痰多、胸闷呕逆、乏力气短等。

用法用量：口服，一次6～9克，每日2～3次。

注意事项：

● 忌烟、酒及辛辣、生冷、油腻食物。

● 不宜在服药期间同时服用滋补性中药。

● 风热感冒者不适用。

● 高血压、心脏病、肝病、糖尿病、肾病等患者应在医师指导下服用。

● 儿童、孕妇、哺乳期妇女应在医师指导下服用。

● 体温超过38.5℃的发热患者，应去医院就诊。

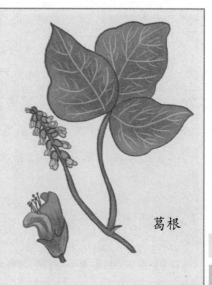

葛根

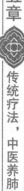

养阴清肺膏：清肺利咽

成分：地黄、麦冬、玄参、川贝母、白芍、丹皮、薄荷、甘草，蜂蜜为辅料。

性状：棕褐色半流体；气香，味甜，有清凉感。

功效：养阴润燥，清肺利咽。用于阴虚肺燥之咽喉干痛、干咳少痰等症。

用法用量：口服，一次10～20毫升，每日2～3次。

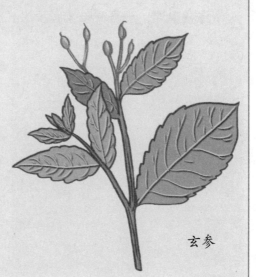

玄参

第五章 传统疗法，中医养肺有妙招

注意事项：

●忌烟、酒及辛辣、生冷、油腻食物。

●服药期间，若患者发热，体温超过38.5℃，或出现喘促气急，或咳嗽加重、痰量明显增多应及时去医院就诊。

●服药7天症状无缓解，应去医院就诊。

●对本品过敏者禁用，过敏体质者慎用。

参麦止咳糖浆：润肺止咳

成分：北沙参、麦冬、买麻藤、枇杷叶、鱼腥草。

性状：本品为棕褐色的液体；味甜、微苦。

功效：清热化痰，润肺止咳。用于急、慢性支气管炎等证属肺燥咳嗽者。

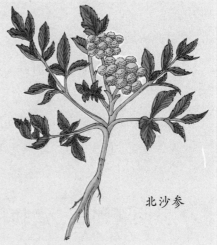

北沙参

用法用量：口服，一次15毫升，每日3次，小儿酌减或遵医嘱。

注意事项：虚寒性咳嗽者禁用。密闭贮藏于阴凉处。

养肺保健法——补益药膳

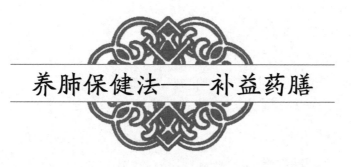

什么是药膳

药膳又称食疗，是指以药物和具有药用价值的食物为原料，遵循中药学、烹饪学和营养学的健康理念烹调加工而成，具有食物和药物并举的特点的膳食。它以传统的烹调技艺烧、炒、熘、焖、炖、煨、蒸、熬、煮为手段，寓药于食，寓性于味，用食物和药物的偏性来矫正脏腑机体的抗病力和提高机体的免疫力。

药膳的主要特点就是根据中医理论的指导来制作，不仅可以做补汤，而且可以制成糕点、面食、粥品、茶饮和糖果等。

人们在烹调药膳之前，要对中药药材的温、热、寒、凉四性，辛、甘、酸、苦、咸五味及其功效有一个基本的了解。如果人们对药材的药性不了解，选择不当，不但无法达到进补强身的目的，而且有可能会弄巧成拙。

百合杏仁粥

原料：百合（鲜品）、绿豆各30克，杏仁15克，粳米40克，白糖

第一章
第二章
第三章
第四章
第五章
第六章
第七章

适量。

做法：百合分瓣，去老根，洗净；绿豆洗净；粳米淘洗干净。锅内倒入适量水，放入绿豆大火烧开，再放入粳米煮开，转小火煮至绿豆开花，粳米熟烂，放入百合、杏仁略煮，加白糖调味即可。

功效：百合具有较好的润肺止咳功效，常用于肺热引起的咳嗽、咯血等；杏仁具有润肺的功效，对干咳无痰、肺虚久咳等症有一定的缓解作用。二者搭配，润肺止咳效果更好。

注意：杏仁皮中的抗氧化成分含量较高，吃的时候最好不要剥皮。

 ## 荸荠炒冬菇

原料：荸荠250克，冬菇50克，花生油、高汤、酱油、姜末、精盐、白糖、料酒、水淀粉、鸡精各适量。

做法：先将水发冬菇洗净去沙，沥干水分；荸荠去皮洗净切片；炒锅倒油烧至七成热时，将冬菇、荸荠片同时下锅煸炒，放入酱油、姜末、精盐、白糖、鸡精、料酒、高汤，烧开后用水淀粉勾芡即成。

功效：本品具有清热化痰、滋阴润肺的功效。荸荠，俗称马蹄，自古有"地下雪梨"之美誉，北方人称之为"江南人参"，具有化湿祛痰、生津止咳的功效。

注意：荸荠一定要洗净煮透后再吃，生的荸荠带有较多的细菌和寄生虫。

 ## 党参百合粥

原料：党参、百合各20克，粳米100克，冰糖适量。

做法：取党参浓煎取汁，百合、粳米同煮成粥后，调入党参汁及冰糖即成。

功效：党参可补益脾肺之气，为调治诸虚之要药；百合、冰糖润肺止咳；粳米滋养肺胃，同为补虚扶正之佳品；四者相佐更具补脾益气、润肺止咳的效用。本方适用于身体虚弱伴低热的肺炎患儿。

枇杷粥

原料：枇杷6枚，西米100克，白糖适量。

做法：枇杷洗净，撕去外皮，剔去枇杷核。西米洗净，入开水锅略氽后捞出，再用清水反复漂洗。锅置火上，放入适量清水烧开，加入西米、枇杷，待煮沸后，以白糖调味即成。

功效：本品生津止渴、清热润肺。适用于热伤肺络之衄血、咯血，津伤燥咳等症，也可以作为夏季保健食用。

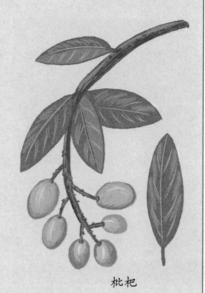

枇杷

第一章
第二章
第三章
第四章
第五章
第六章
第七章

杏仁川贝百合粥

原料：杏仁、百合各30克，川贝母15克，粳米50克。

做法：将杏仁、川贝母、百合洗净，装入已消毒的纱布袋内，煮1小时。将药渣捞去后放入洗净的粳米，煮30分钟后，即可食用。

功效：杏仁具有祛痰止咳、平喘、润肠、下气的作用；《本草纲目拾遗》谓川贝味甘而补，内伤久咳以川贝为宜；百合有补肺、润肺、清心安神、消除疲劳和润燥止咳的作用。杏仁川贝百合粥的养阴、润肺、养胃润燥功效十分显著。

山药杏仁粥

原料：山药、粟米各100克，杏仁20克，酥油适量。

第五章

传统疗法，中医养肺有妙招

— 149 —

做法：山药煮熟；杏仁炒熟，去皮尖，研为末；粟米炒为面，备用；开水调杏仁末10克，山药、粟米适量，入酥油少许，制成粥状，空腹食之，每日2次。

功效：补中益气，补脾润肺，适用于脾虚体弱之纳少，肺虚之久咳、气短、胸闷等病症。

注意：外感咳嗽者忌用。

🪭 沙参麦冬粥

原料：沙参15~30克，麦冬、花粉、扁豆各10克，粳米50~100克，冰糖适量。

做法：粳米洗净备用；水煎沙参、麦冬、花粉、扁豆，去渣取汁，加入粳米，煮至米熟后加入冰糖，再稍煮为稀薄粥即可。

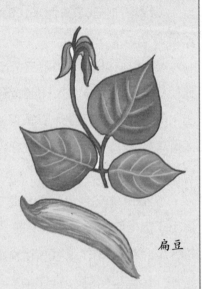

扁豆

功效：润肺养胃，祛痰止咳。适用于肺热肺燥之干咳少痰，或肺肾阴虚所致的久咳无痰、咽干，或热病后津伤口渴等症。

注意：有外感者不宜服用。

🪭 猪肺敛肺汤

原料：新鲜猪肺250克，北沙参15克，五味子、诃子各10克，精盐、味精各适量。

做法：先将猪肺中的血污清除，冲洗干净，切成小块，再将猪肺与沙参、五味子、诃子同入砂锅，加水适量，文火炖煮，待猪肺熟烂后，加入精盐、味精调味即成，饮汤食猪肺。

功效：敛肺气，滋肺阴。适用于肺阴亏虚所致的干咳久咳，甚至喘促、气短不续、声音低怯、痰少而黏、咽喉干燥、舌红少苔等。

沙参百合鸭汤

原料：北沙参、百合各30克，肥鸭肉150克，精盐、味精各适量。

做法：先将鸭肉洗干净，切成小块；百合洗干净；将鸭肉与百合、沙参同入砂锅，加水适量，文火慢炖，待鸭肉熟后，加入少许精盐、味精调味，饮汤食肉。

功效：滋阴清热，润肺止咳。适用于肺阴亏虚所致的干咳不止、咯血、口干咽燥、气短、声音低怯、心烦欲饮、舌红少津、午后低热等。

枇杷叶粥

原料：枇杷叶15克，粳米100克，冰糖10克。

做法：先将枇杷叶用纱布包好，放入砂锅内，加水200毫升，煎至100毫升，去渣，入粳米、冰糖，再加水600毫升，煮成稀薄粥。

功效：清肺化痰，止咳降逆。适用于百日咳痉咳期之痰多、呕吐。

注意：风寒感冒引起的咳嗽忌用。

附子干姜红糖粥

原料：制附子10克，干姜、红糖各5克，葱白2克，猪肺250克，粳米100克。

做法：将猪肺洗净，加适量水，煮成七成熟，切成丁块备用，粳米、猪肺丁、猪肺汤适量，与附子片共煮为粥。粥将熟时加入葱、姜、红糖即成。

功效：化气行水，温阳散寒。

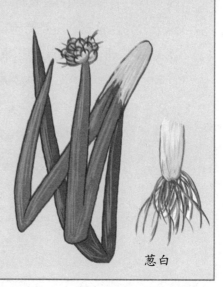
葱白

第一章
第二章
第三章
第四章
第五章
第六章
第七章

第五章 传统疗法，中医养肺有妙招

适用于肺阳虚之咳嗽反复发作，迁延难愈，痰涎清稀，心悸畏寒，肢体沉重，小便清，舌质淡，苔白润，脉沉细。

注意：孕妇忌服；非虚寒性咳嗽者忌用。附子具有较强的毒性，内服过量，或炮制、煎煮方法不当，可引起中毒，故使用时需久煎，且切勿过量。

黄芪阿胶粥

原料：黄芪15克，阿胶10克，粳米30克。

做法：将黄芪水煎取汁，以黄芪水煮粳米为粥，烊化阿胶，兑入粥中。

功效：补气养肺。适用于肺气虚弱、卫外不固而致咳嗽咳痰、痰中血丝或用于小儿百日咳恢复期。

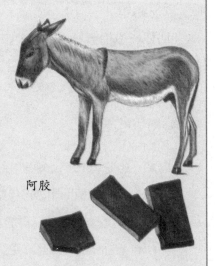

阿胶

百合白及粥

原料：百合粉30克，白及粉15克，粳米100克。

做法：将百合粉、白及粉同粳米煮粥，粥成入冰糖调味即可。

功效：润肺止咳，养心安神。适用于肺热或肺燥所致的干咳、咯血、血色鲜红、涕泪过多或热病恢复期的余热未消、精神恍惚、坐卧不安，以及神经衰弱、肺结核、妇女更年期综合征。

注意：风寒咳嗽及脾胃虚寒者忌服。

养肺保健法——补益药酒

 ## 什么是药酒

酒，素来被中医称为"百药之长"。药酒不仅方便配制，药性稳定，安全有效，而且中药的各种有效成分非常容易溶于酒精这种良好的半极性有机溶剂中，酒助药势、药借酒力而将中药的效力充分发挥出来，提高疗效。

天门冬酒：滋肾润肺

原料： 天门冬40克，高粱酒500毫升。

做法： 用竹刀将天门冬的心剖去；之后和水一起放入砂锅中煎煮约40分钟，然后去渣取液，兑入高粱酒中，装瓶密封待用。

功效： 滋肾润肺，调和血脉。主要用于治疗肺肾阴虚所致的劳咳咯血、口燥咽红、便秘、周身酸痛等症。

天门冬

用法用量： 每次10～30毫升，每日1次，最好在午后服用。

注意事项： 素体阳虚、脾胃虚寒见有食少便溏者，不宜饮用此酒。

第一章
第二章
第三章
第四章
第五章
第六章
第七章

第五章

传统疗法，中医养肺有妙招

参蛤虫草酒：补肺温肾

原料： 人参、冬虫夏草各10～30克，核桃仁30～50克，蛤蚧1对（去头足），白酒1500～2000毫升。

做法： 将上药洗净，放入酒坛内，倒入白酒，密封浸泡45天，滤取清液饮服。

功效： 补肺温肾，纳气平喘。用于支气管哮喘缓解期伴有畏寒肢冷、动则汗出、容易感冒等症状，有提高免疫力、防止复发的作用。

用法用量： 每次10～20毫升，每天2次，分早晚服用。

注意事项： 冬虫夏草因为具有与雄性激素相似的作用，少年儿童长期服用可能导致早熟，所以儿童不宜服用。各类实证的人群及高血压患者不宜服用。

八味黄芪酒：补虚益气

原料： 黄芪、五味子各60克，萆薢、防风、川芎、川牛膝各45克，独活、山萸肉各30克，白酒1500毫升。

做法： 将上8味中药共研为粗末，入布袋，置容器中，加入白酒密封，浸泡5～7天后，过滤去渣即可。

功效： 补虚益气，壮腰膝，和血脉。适用于阳气虚弱之手足逆冷、腰膝疼痛等症。

用法用量： 口服。每次空腹温服10～20毫升，每日1～2次。

注意事项： 高血压患者慎用。

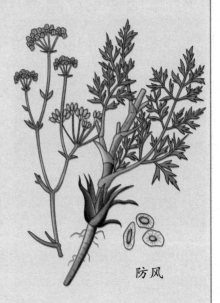

防风

🪭 雪梨酒：生津润燥

原料：雪梨250克，白酒500毫升。

做法：将雪梨洗净，去皮、核，切成小方块；梨块放入酒坛，加入白酒，盖上盖，密封。每隔2日搅拌1次，浸泡7天即成。

功效：生津润燥，清热化痰。适用于肺阴亏虚、津液不足而致的干咳少痰、口干烦渴、噎膈、便秘等症。

用法用量：口服，每次10～20毫升，每日1～2次。

🪭 五味子酒：敛肺气、安心神

原料：五味子60克，白酒500毫升。

做法：将五味子拍碎，放入干净瓶中，然后将白酒全部倒入瓶中。每日摇动数下，浸泡7日后，静置过滤即成。

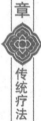

五味子

功效：滋肾阴，敛肺气，安心神，涩精止汗。适用于肺肾气虚所致的气短喘促、久咳不止、劳倦盗汗，气阴两虚所致津少口渴、神疲体倦、心悸不宁、失眠健忘等症。

用法用量：每日早晚各饮服10～15毫升。

注意事项：感冒、发热、舌红苔黄之实热证及麻疹初起所致的咳喘患者均不宜服用。

第一章
第二章
第三章
第四章
第五章
第六章
第七章

第五章 传统疗法，中医养肺有妙招

第六章

病由心生，好情绪
有助肺健康

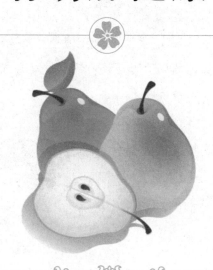

　　"病由心生"，一个人如果不注意调节自己的心理，整天忧愁，势必会损害肺的健康，乃至整个身体的健康。因此，要想拥有健康的肺，就要从精神上保持良好状态，以保障肺脏的正常功能，从而达到防病健身、延年益寿的目的。

心理常识：忧愁过度，肺"伤不起"

 人常陷入的心理误区

　　人生在世，总会面临很多坎坷与磨难，但在面对这些困难时，每个人所表现出来的态度却是千差万别，有些人整天轻松自如，笑容满面，和这样的人相处会让人有充满阳光、舒心又自在的感觉。而有的人却是整天唉声叹气，愁容满面，与这样的人交往则会使人有内心灰暗、憋闷的感觉。

　　那些人为什么会整日唉声叹气呢？其实并非这些人每天都有无数困难要面对，而是陷入了一些心理误区。归纳这些心理误区有以下几种：

1. 期望值过高

　　有些人对家人、同事、亲戚、朋友的期望值很高，期望对方对自己能言听计从，期望儿子能考上名牌学校等，期望值一旦没有达到就会变得郁郁寡欢。

2. 欲望过盛

　　很多人对物质和精神的欲望达到了完全痴狂的状态，自身没有相对应的条件却整日和周围的人攀比，眼睛盯着金钱、房子、车子、职位……欲求不满，久而久之就会产生郁闷心理。

3. 疑心过重，自信心不足

有些人极不相信自己的身体，每当听到别人得了某种病，就马上怀疑自己是否也有这样的病，整日忧心忡忡；每当看到同事窃窃私语时，就认为他们谈论的隐私或缺点是自己的；每当看到领导皱起眉头就怀疑是不是自己有什么做错了，因为这样而整日坐卧不安。

虽然心理误区看起来不是什么大事，但身体和精神会因为整日陷入这些心理误区而受到极大的伤害。中医学认为，忧伤肺，整日心神不宁、郁郁寡欢、愁云惨雾会使免疫力下降，身体健康受到影响，尤其是肺气会因此抑郁，导致感冒、咳嗽等症状出现。中医学认为，肺主皮毛，长期的忧伤情绪使肺脏受损，因而会使皮肤出现不同程度的问题，如色斑、脸色蜡黄等，再美的人如果整日忧愁也不会让人感觉到美丽。

第一章
第二章
第三章
第四章
第五章
第六章
第七章

忧愁与肺脏的关系

"喜怒哀乐"，每个人都有过的情绪。中医学认为，忧为肺之志，忧愁的情绪会使肺受到伤害。每天忧心忡忡，会给肺脏带来不利影响。因此，人们最好摆脱忧伤的情绪。

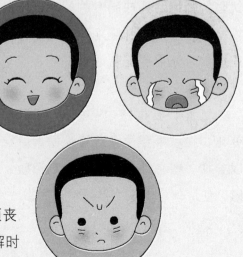

忧也就是忧愁，表现为颓丧懊恼，沉闷不乐。当人忧愁不解时就会精神不振，情志抑郁，必然

会不利于肺气宣发肃降而发生病变。故《素问·阴阳应象大论》中记载："在志为忧，忧伤肺。"忧会使肺气闭塞，所以才会出现长吁短叹、胸膈满闷，甚至音低气微、咳唾脓血等症。正如《灵枢·本神》中记载："愁忧者，气闭塞而不行。"还记载道："肺气虚则鼻塞不利少气，实则喘喝胸盈仰息。"这都说明长期忧愁会对气机产生不利的影响，也就是忧则气郁的病理表现。忧愁的情绪还会对脾脏造成伤害，会有烦闷、不思饮食、四肢无力，或二便不畅等症状出现。如《灵枢·本神》中记载："脾愁忧而不解则伤意，意伤则悗乱，四肢不举毛悴色夭。"

忧则气郁，应以喜来治忧。因此，人们每天都要保持心情愉悦，尽量在忧愁的时候想些高兴的事，或到户外散散心。

忧愁过度肺病来找

很多疾病是由不良的情绪所引起的，长期忧愁过度会使肺受到伤害，可能引发气喘、咳嗽、肺炎、咯血和皮炎等疾病。如子女不孝敬双亲，双亲长期忧伤过度，可使肺气闭塞，出现感冒、咳嗽等症状。《红楼梦》里的林黛玉就是忧愁过度的典型。肺喜宣发，而忧愁的情绪会造成肺气的闭塞，肺脏的功能就遭到损害。林黛玉的性格决定了她的肺脏功能不佳。治疗这类病患，不是仅靠药物就能痊愈的，还需要配合心理开导，要乐观地生活，肺的功能才能逐渐恢复。

因此，要保持内心宁静，培养乐观的性格，同时要适应四时变化，在秋季要注意减缓秋季肃杀之气对人体的影响。秋天时，可以参加一些户外活动，如登高远眺，饱览奇景，让人有心旷神怡之感，使忧郁、惆怅之感顿然消失。

心理调节：如何排遣忧愁

 ## 秋季要保持平和与乐观的情绪

秋季养肺要注意尽量不要有悲伤情绪，要保持内心的平和以及乐观的情绪。秋季，顺应季节特点来对精神进行调养，以"收"为要，做到"心境平和"，这样能减轻肃杀之气对人体的影响，以适应秋天的季节特征。那么，保持心境平和要如何做呢？简单来说就是要"清心寡欲"。嗜欲不止、私心太重会对情绪产生影响。在现实生活中，人们则应在工作上多用些精力，"争名在朝，争利于市"的行为不可取，要多做好事，多奉献。

秋天虽是天高云淡，硕果累累，但秋天的肃杀之气易使人心生忧愁，老年人尤甚，他们常会在秋天产生萧条、凄凉、垂暮的感觉，如果遇上不称心的事就极易引起心情的抑郁。研究证明，人体分泌的褪黑素能诱人入睡，分泌过多可使人产生消沉抑郁的情绪，而秋日里日照的减少可促进褪黑素的分泌。同时，褪黑素还能抑制人体内其他激素(如甲状腺素、肾上腺素)的分泌，甲状腺素和肾上腺素的分泌相对减少使人们变得懒散，多愁善感，情绪低落。

为此，古人认为在秋季应做到"使志安宁，以缓秋刑，收敛神气，使秋气平，无外其志，使肺气清，此秋气之应也"的精神养生。意思就是说人看待自然界的变化时要保持一颗平常心，或登高赏景，外出秋游，令心旷神怡；或收敛心神，宁静练气，使内心保持宁静；或多接受阳光照射，使注意力转移。

第一章
第二章
第三章
第四章
第五章
第六章
第七章

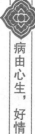

第六章　病由心生，好情绪有助肺健康

情绪压抑，一定要懂得释放

人有喜、怒、忧、思、悲、恐、惊七种情绪变化，这些都是人们正常的情绪变化。虽然说忍耐是传统美德，无论是对人还是对己或是对事都有不少的好处，更被视为有气度、有修养的标志；但如果只是一味忍耐，人体健康无疑会受到摧残。

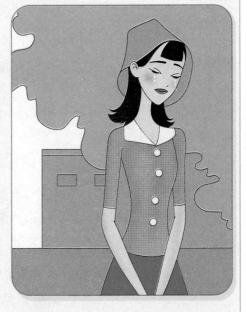

忍耐也有限度，逾度不可再忍。在某种程度上来说，喜怒形于色对养生有帮助。例如当愤怒或悲伤的时候，大哭一场，将心头的郁积发泄出来，使情绪得到平衡，也就能让心境平和下来。相反，如果紧闭情绪之门，将天大的委屈都藏在心里，虽然表面上看起来非常愉快，但心里却流着泪、淌着血，那么心理和生理的失衡定会加剧，给身心健康带来很大的危害。有调查表明，很多患有癌症的患者在发病前多有压抑情绪、长期忍耐的情况。有专家认为"癌性格"的人更易罹患肿瘤疾病，而所谓的"癌性格"的突出表现便是超限忍耐。

当然，喜形于色贵在能够自控。早在两千年前，祖国医学对情绪与健康的关系就做了归纳，如"忧伤肺""喜伤心""悲伤肾""怒伤肝""思伤脾"等。七情过激，身心同样会受伤，还会诱发疾病。首先，要学会管理自己的情绪，要时刻体察自己的情绪。其次，对人、对己、对事要有宽容的心态。最后，要学会自我解压，或痛哭一场，或找朋友娱乐一番，或找朋友倾诉等。总而言之，要学会管理自己的情绪。

心胸开阔，放下不愉快

放下才能承担。一个人只有学会"放下"，心胸才能更宽广。就像一个杯子，只有空了才能将更多的水装入其中，如果杯子总是满的，那么就无法将水装进去了。只有将对别人的成见放下了，才会看到别人的优点，才能用接纳和欣赏的眼光去看待别人。这样的人心中一定会有更多的幸福和快乐。常怀一份感激之情，常怀一颗感恩之心，常有一份知足之心，人就会变得开朗、豁达，而且会真正懂得宽容是什么，明白该如何待人接物。拥有开阔的心胸，人才会有真正的快乐！

不生气，远离坏情绪

生气是一种消极的、不愉快的情感，甚至是有破坏性的，我国古代医书上就有"百病之生于气也""怒伤肝，忧伤肺"的记载。身体各系统功能会因不愉快的情绪而失常，导致消化不良，胃口不佳，还会使血压升高，诱发心脏疾病。

生气不仅容易使肝受伤，诱发甲状腺功能亢进、胃溃疡，使免疫系统、心脑血管系统受到损伤，而且会危害肺和皮肤的健康。呼吸会因情绪冲动而急促，甚至有过度换气的现象出现。人在生气时肺泡不停扩张，缩短收缩的时间，从而危害肺的健康。由于肺主皮毛，因此生气还会导致双眼水肿，颜面憔悴，多生皱纹，满脸色斑。

唱歌可以排遣忧愁，锻炼肺部

唱歌有益于人的心理健康，能让人的情绪变好，释放不良情绪。越来越多的研究表明，唱歌不仅有益于人的精神健康，而且有

第一章
第二章
第三章
第四章
第五章
第六章
第七章

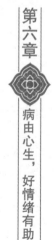

第六章

病由心生，好情绪有助肺健康

益于身体健康。唱歌对身体的好处主要表现在以下几个方面：

●唱歌有助于释放不良情绪。唱歌时进行的深度呼吸，既能增强肺部功能，又能促进血液流动，对人的心理健康非常有益，能起到释放不良情绪、稳定情绪的功效。

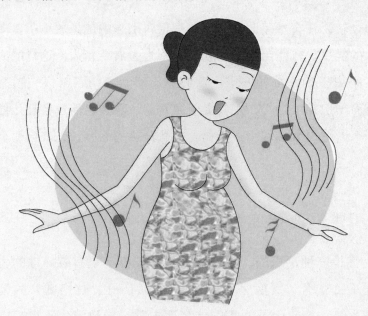

●唱歌有益于呼吸系统。唱歌时口腔、舌头的运动，声带的振动都对呼吸系统有益。歌曲节拍能使肌肉兴奋，肺部扩张，呼吸加深，气道畅通。

●唱歌是面部肌肉的综合运动，能健美面部肌肉群，改善面部血液循环，为增氧美容的妙方。健美的面部肌肉群使人在同龄人中更显年轻。

虽然唱歌可以消除不良情绪，对身心健康有益，但唱歌也要适度，否则也会给身体带来一定的伤害。嗓子是容易受伤的器官，容易因用嗓过度引起疲劳，导致咽喉红肿不适，声音沙哑，久而久之就容易诱发各类咽喉病症，到时候想治愈就难了。唱歌时间过长或唱歌时用力过大、声音过高都会使患有慢性阻塞性肺气肿等慢性疾病患者的病情加重。情节严重者会出现自发性气胸。

以笑养肺，可宣肺气

养肺有很多种方法，"笑"可能是最"便宜"且有效的一种。中医有"常笑宣肺"的说法。笑能够起到"扩胸"的作用，也有利于肺气的宣发。

现代医学研究证明，笑是一种好的"运动"，不同程度的笑对呼吸系统、胸腔、腹部、内脏、肌肉等有适当的协调作用。对呼吸系统来说，大笑能使肺部扩张，人在大笑中还会不自觉地进行深呼吸，有利于清理呼吸道，使呼吸通畅。

此外，人在开怀大笑时，可吸入更多的氧气，让身体的每个细胞都能获得充足的氧气。

♥温馨提醒

笑虽可祛病健身，但必须适度，否则会乐极生悲。患有高血压和动脉硬化者及手术术后患者都不宜放声大笑、狂笑。孕妇也不宜经常大笑，以免腹压猛烈增加导致早产或流产。

第一章
第二章
第三章
第四章
第五章
第六章
第七章

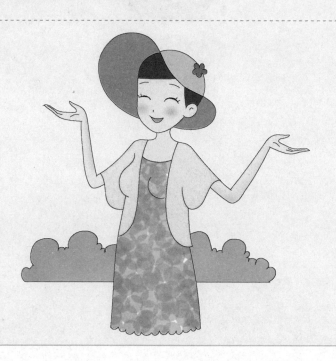

第六章 病由心生，好情绪有助肺健康

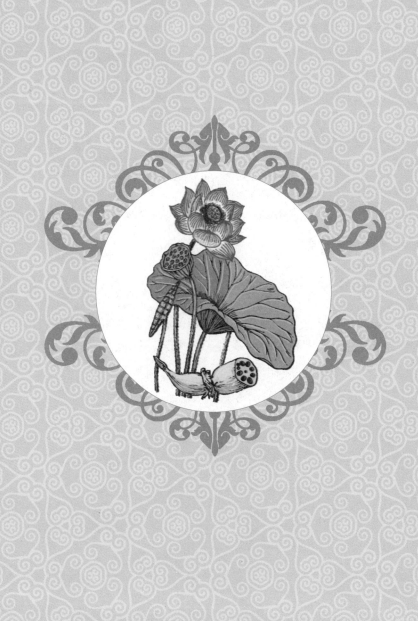

第七章

细节决定健康，生活中的养肺学问

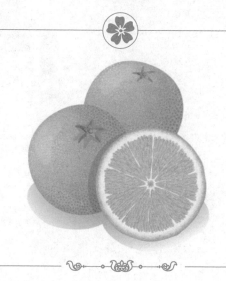

　　要想保证肺脏的健康，就得注意日常生活中的点点滴滴，因为一个看似不起眼的细节就有可能损害肺的健康。要在日常生活中轻松养肺，规避伤肺细节，就要提高防范意识，懂得生活中常用的养肺小常识。

生活中常见的伤肺"杀手"

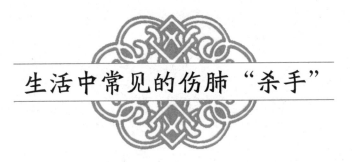

过度劳累易患肺病

过度劳累是指由于劳动强度过大、工作时间过长、心理压力过重引起的精疲力竭的亚健康状态，此时全身抵抗力下降，气道的抵抗力也会下降，又因为气道是通向人体外部的通道，各种细菌容易乘虚而入，诱发肺系疾病。医学研究显示，过度劳累容易导致肺气肿的发生，而且长时间的体力劳动或爆发性强烈的、紧张的竞技性运动会导致哮喘、肺结核等疾病的发生。

不科学用药易伤肺

由于肺部疾病的早期没有明显的症状，因此很多患有肺病的人不能及时得到治疗，而当有明显症状时，病情已经较为严重了；再加上很多患者没有选择正确的方法进行治疗，不科学用药，病情因此久治不愈。待肺功能严重受损，无法满足机体代谢所需时，患者的生命安全就会受到严重威胁。

在肺气肿的治疗过程中，激素是常用的药物之一，效果良好，但激素有不良反应，因而在使用时须把握好药物的量和疗程。

抗生素是治疗肺气肿的主要药物，但是很多人在生活中不科学使用或滥用抗生素，反而会损害肝肾功能，导致肺部感染等并发症，所以治疗肺气肿一定要谨慎使用药物。

吃完就睡易伤肺

饭后立即躺下睡觉，容易伤害肺部，尤其是老年人。由于老年人的食管及胃肠道平滑肌已经开始萎缩，蠕动变慢，弹性下降，食物的消化速度减慢，容易滞留。如果饭后立即平躺，胃里的食物很容易反流进入食管，又因老年人的吞咽功能下降，反应较慢，反流物容易被吸入肺部，导致肺部细菌感染，甚至肺间质纤维化严重者可能会造成窒息。

因此，老年人要纠正吃饱就睡的习惯，最好能在饭后坐着轻微活动或散步15～30分钟。睡眠的时候不宜采用平卧位，应采用稍微抬高头部的半侧卧位或右侧卧位，以避免食物反流进入气管。家人

第一章
第二章
第三章
第四章
第五章
第六章
第七章

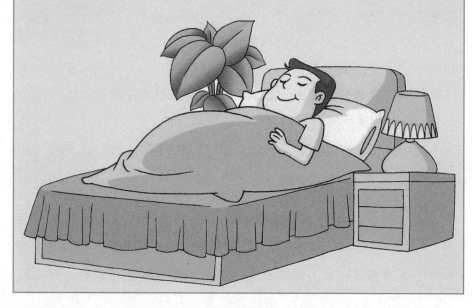

在喂食因病长期卧床的老年人时要注意不要让食物误入气管而导致老年吸入性肺炎。

经常吹空调易伤支气管

呼吸道是比较脆弱的，呼吸道的脆弱"防线"一旦被冷气攻破，轻则有咳嗽、打喷嚏、流涕等感冒的症状出现，也就是上呼吸道疾病，重则引起较严重的下呼吸道疾病——肺炎。其中，中央空调比较容易传播军团菌，军团菌肺炎的潜伏期为2～10天，虽然上呼吸道并没有明显的症状，却出现发热、怕冷、肌肉酸痛、干咳、无痰或少痰等症状，如果治疗不及时，就会持续出现发热、干咳、寒战等症状，严重的还会因呼吸衰竭而死亡。

同时，空调使用不当会诱发支气管哮喘，因为对身体来说，空调吹出的冷气会刺激气道，同时空调环境中有较多细菌，使抵抗力较弱的人容易患病。夏季不少人的感冒发热是吹空调造成的，治疗不及时会并发支气管肺炎。

地毯上的沉积物

人们往往会在迁入新居前购置地毯以装点居室。地毯不仅显得大气，而且能使室内显得更有韵味。然而人们往往不会想到地毯可危害人的身体健康。研究表明，因地毯织品经纬线较粗，空隙较大，容易造成尘埃积聚。微量的尘埃逸散到室内空气中，这些灰尘细屑在冬季供暖室内升温时便会改变原来的性质，对人体更加有害。

蜱螨容易在地毯中繁殖，它们以食用人体皮肤上脱落的皮屑为生，能诱发多种过敏性疾病，如过敏性哮喘、过敏性鼻炎等。而幼儿喜欢在地毯上嬉戏但抵抗力又不强，所以患病率较高。

因此，为了避免地毯对人体造成危害，专家建议：第一，最好不用地毯铺满全屋地板，仅铺小块地毯在床前、沙发前；第二，经常清洗地毯。

小宠物也是肺病"元凶"

如今似乎养小宠物已成了一种时尚，如狗、猫、鹦鹉、荷兰猪等越来越多的动物成了都市人的家庭成员之一。养宠物的确会给人们带来很多乐趣，有利于排遣寂寞，使人身心愉悦。在养宠物的同时，我们要注意自身的健康。哮喘是一种以多种炎症细胞（肥大细胞、嗜酸性粒细胞等）和细胞组分参与的气道慢性炎

症性疾病，宠物的唾液、皮毛鳞屑和它们携带的许多物质会诱发哮喘。过敏体质的人尤其是孩子与这些物质接触后很容易诱发哮喘，常常表现为与宠物接触后，突然有胸闷、气急、咳嗽的症状出现，有时可以听到哮鸣音，轻者脱离过敏原后症状就会有所好转，严重的甚至可能引起窒息、死亡。所以，正在养宠物和准备养宠物的人们很有必要了解一些关于预防和防护哮喘的小常识。

第一章
第二章
第三章
第四章
第五章
第六章
第七章

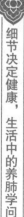

第七章 细节决定健康，生活中的养肺学问

错用加湿器，后果很严重

冬季空气干燥，屋内供暖后人们更会经常觉得鼻子、嘴巴很干，甚至会出现流鼻血的情况。不少人会使用加湿器来增加空气湿度。加湿器确实有利于缓解室内干燥，但如果使用时间过长，使室内过于潮湿，再加上温度适宜，细菌就容易滋生，倘若不经常清洗加湿器，就会导致有害微生物的快速生长、繁殖，这些有害微生物飘浮到空气中，容易诱发肺炎等呼吸道疾病。老人和儿童等抵抗力较弱者常常成为"受害者"。

远离伤肺的花草盆栽

① 夜来香	夜来香会散发浓烈香气，并在夜间光合作用停止后排出大量"废气"，长期摆放于卧室或不透气的客厅，会使人有头晕、咳嗽的症状，甚至会引起失眠和哮喘。
② 紫荆花	紫荆花的花粉会诱发哮喘或加重咳嗽症状。不宜长时间接触或在室内种植紫荆花。
③ 月季花	个别人闻到它所散发的浓郁香气后会感到胸闷不适、呼吸困难。
④ 百合花	人如果长时间闻百合花所散发的香气会导致中枢神经过度兴奋而失眠。

使用香水易致哮喘、胸闷

为了使自己更有魅力，很多女性会使用香水。香水已成为一种时尚用品，能使人的气质得到提升，吸引异性。有医生指出，频繁使用香水的女性要更加注意自己的身体健康。这是为什么呢？

最近有关专家发现，经常使用香水会使人的大脑、皮肤、呼吸系统的健康受到损害。香水中有600多种的化学成分，已知其中的多数成分含有毒性，特别是对人体的皮肤、肺脏和大脑的危害更重。有害成分经口、鼻、皮肤进入体内，通过血液循环进入全身各部位，可引发皮肤疾患、哮喘、头痛、流泪、呼吸困难、头晕、胸闷等病症。

 ## 蚊香可能导致哮喘

蚊虫在天气渐热时会逐渐增多，很多家庭会使用蚊香。

医学专家提醒人们，蚊香使用时间过长容易诱发哮喘，儿童尤甚。究其原因，大多数蚊香的有效成分是除虫菊酯，以及有机填料、黏合剂、染料和添加剂等，因此可以使蚊香无火焰燃烧。蚊香的成分较复杂，在燃烧时形成烟雾微粒会刺激人的呼吸道，引起咳嗽、胸闷等，容易引发小儿的哮喘病。

蚊香应尽量不要在较小的卧室空间里使用，否则可能因较高浓度的烟雾微粒导致咳嗽、胸闷等；对儿童、过敏体质者以及有哮喘病史者最好使用蚊帐以避免蚊虫叮咬。

第一章
第二章
第三章
第四章
第五章
第六章
第七章

 第七章　细节决定健康，生活中的养肺学问

此外，为防止哮喘病发作，对于诸如花粉、油漆等的一些触发因素也应尽量避免。

久坐容易伤肺

胸腔会因久坐而血液不足，降低人的心肺功能，若是已患有肺系疾病的中老年患者久坐则会使原有疾病加重。

人们在坐着的时候每分钟进行10~16次浅呼吸。而在浅呼吸时只有上半部肺泡在工作，占全肺五分之四的中下肺叶的肺泡却在"休息"。久而久之，中下肺叶得不到"锻炼"，就会容易老化。

♥温馨提醒

专家建议，每坐一两小时就应站起来活动一下，有意识地活动下肢，如做下蹲动作，可使下肢血液流动加快，也可以做扩胸运动，根据自己身体状况来决定次数、强度和频率。

厨房油烟易伤肺

有研究显示，厨房油烟中含300多种有害物质，在通风系统差的环境中使用燃烧效能低的炊具做饭，会对健康造成危害，这种危害等于每天吸两包烟。因此，厨房油烟成了人们生活中常见的健康杀手。

英国谢菲尔德大学的研究者对住宅内的空气进行了为期4周的检测，在每个受检厨房的内外环境采集空气样本。结果发现，使用煤气做饭时，厨房内的二氧化碳含量是室外的3倍，远高于室内空气质量合格值，粉尘（能够吸入肺部的固体微粒）浓度也比室外空气高。研究负责人维达·夏瑞菲教授说："人们通常只关注室外的空气质量，然而我们有90%的时间是待在室内的，却几乎不考虑室内空气是否会被污染。"煤气、液化气等能源的使用，会释放出一氧化碳、二氧化碳、氮氧化物等有害气体，但这只是室内污染源之一。

厨房油烟很容易伤害肺部，可能会诱发慢性支气管炎、肺气肿以及肺癌。油烟透过呼吸道对支气管造成刺激，在支气管黏膜发生炎性变化，分泌物增加，出现咳嗽、咳痰甚至气喘的症状。中国人对炒菜极为偏爱，然而油在高温下会挥发出许多有害物质，刺激呼吸系统，可诱发鼻炎、咽炎、气管炎等疾病。长期吸入过多的油烟会使哮喘恶化，使肺癌的发生率增加。

吸烟会引发肺部疾患

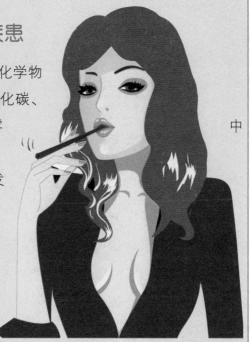

香烟在燃烧时释放的有毒化学物质多达38种，包括焦油、一氧化碳、尼古丁和刺激性烟雾等。烟雾的焦油会沉积在肺部绒毛上，破坏绒毛的功能，使支气管发生慢性病变，导致气管炎、肺气肿、肺心病、肺癌等疾病的发生。据统计，约有74%长年吸烟的人在60岁以后患有肺部疾病，而仅有4%不吸烟的人在60岁以后患有肺部疾病，这样的差异可谓触目惊心。

喝酒有可能诱发哮喘

很多人认为吸烟能对肺带来伤害，但喝酒对肺应该没有什么影响。其实这种想法是完全错误的。喝酒也伤肺。

酒精伤肺主要通过两个途径：

第一章
第二章
第三章
第四章
第五章
第六章
第七章

第七章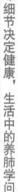
细节决定健康，生活中的养肺学问

●醉酒后误吸呕吐物，造成肺部感染。如醉酒后，人体自身吞咽反射受到抑制或损害，呕吐物或反流的食物残渣易被人体吸入呼吸道。醉酒后人神志不清，也叙述不清楚，误吸症状易被忽视。等到食物残渣引起肺部感染，发热、咳嗽的症状就开始出现了。

●酒精能破坏呼吸道的生理屏障。酒后，体内的部分酒精需要经过肺部、气管排出体外。在排出过程中，酒精会刺激呼吸道黏膜，使呼吸道平滑肌痉挛，这时也会降低呼吸道的防御功能。

同时，酒精还会损伤呼吸道的纤毛，使纤毛的清除功能发生障碍，这时有害物质不容易排出，气道自洁能力下降，使肺泡通气不良，引起感染。

许多哮喘患者认为，只要不过量喝酒，不会对身体造成多大的影响。但是专家认为，哮喘患者是不能喝酒的，饮用少量低度数的酒对哮喘患者的身体也是有害而无益的。调查同时发现，哮喘患者饮用烈性酒时，可导致患者立即发病；饮用低度酒时，哮喘患者的呼吸阻力会增加。这是由于酒精刺激气道牵张感受器，使支气管平滑肌收缩而造成的。

由此可见，饮酒作为一种非特异性刺激因素可诱发哮喘发作。

空气清新剂有损呼吸健康

很多家庭有使用空气清新剂的习惯，当家里有难闻的气味时，就会用空气清新剂喷一喷，让空气变得好闻一些，但是长期使用空气清新剂有损呼吸系统健康。

空气清新剂中含有的成分大多是有机物，可能会引起过敏反应，也会对呼吸道产生强烈刺激，对过敏体质者更是如此。

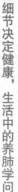

❤温馨提醒

经常开车的人都知道，新车车内有股刺鼻的气味，甚至会刺激得使人睁不开眼。这种异味持续很久才会变淡，而且即便是使用了几年的旧车，在某些条件下（如烈日暴晒等），仍然会散发出异味，这种异味就是有害气体。车内有害气体对人体健康的威胁不容小觑，长期处于有害气体超标的环境中会导致人体皮肤、血液及免疫等系统的损害，可能引起如荨麻疹、过敏性鼻炎、过敏性哮喘，甚至白血病、再生障碍性贫血等疾病。

第一章
第二章
第三章
第四章
第五章
第六章
第七章

第七章

细节决定健康，生活中的养肺学问

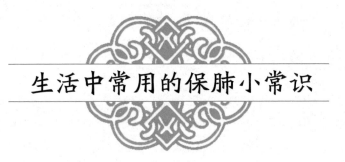

生活中常用的保肺小常识

 养肺护肺，春季需注意

春季气温回升，各种病菌开始活跃起来，呼吸系统疾病多发，此时一定要注意肺部的保养，预防疾病。下面和大家分享几个春季养肺润肺的注意事项。

1. 适量多喝水

春季由于天气燥，一定要多喝水，特别经常处于吸烟环境的人更要多喝水，这样可以加速排出体内有害物质。

2. 居室要保温、保湿

室内温度宜保持在24℃左右；湿度保持在50%～60%。严重雾霾天时，最好少开窗。

3. 多吃养肺食品

少吃或不吃对肺有害的食物，多吃养肺护肺食品。例如，绿叶蔬菜与水果可增加肺通气量；洋葱、鱼油可防治哮喘；大枣、

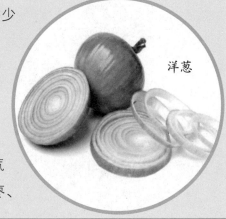

洋葱

银耳、土豆、山药、梨、西瓜、莲藕、葡萄、萝卜等可以生津止咳，润肺养肺。此外，还可以经常吃一些富含维生素C、维生素E的食物。

4. 按摩保养

用拇指按摩鼻翼，可帮助清洁鼻腔；经常捶背，有助于老年人和长期卧床者排出肺内的脏东西；主动咳嗽，可在每天早晚选择一处空气清新的地方做深呼吸，及时清除积存的痰液，保持呼吸道的清洁；做吹气球锻炼，有助于增强肺脏功能。

5. 减少吸入污浊空气

空气质量不好时，老人、孩子和呼吸系统疾病患者不宜进行户外运动。如果需要外出的话，尽量在早上10时或者下午3时左右。上班族在上下班时要做好个人防护，外出一定要戴口罩。

6. 及时清洗

外出回来要及时洗脸、漱口、清理鼻腔。洗脸时最好用温水，有利于洗掉吸附在脸上的尘埃。清理鼻腔时可以用干净棉签蘸水或淡盐水反复清洗，或反复用鼻子轻轻吸水并迅速擤鼻涕。

养肺护肺，夏季有妙招

炎热的夏季，由于酷热天气的影响，肺部易受到伤害，严重者还会诱发一些肺部疾病。那么，在夏季应如何养护肺脏呢？

1. 饮食调理保养肺

甘蔗、秋梨、百合、蜂蜜、萝卜、黑芝麻、豆浆、豆腐、核桃、松子等食物，有滋养润肺的功效，因此可以通过食疗来养肺。口鼻皮肤干燥的朋友，可以多吃上述食物，也可以根据喜好将这些食材做成药膳食用。

第一章
第二章
第三章
第四章
第五章
第六章
第七章

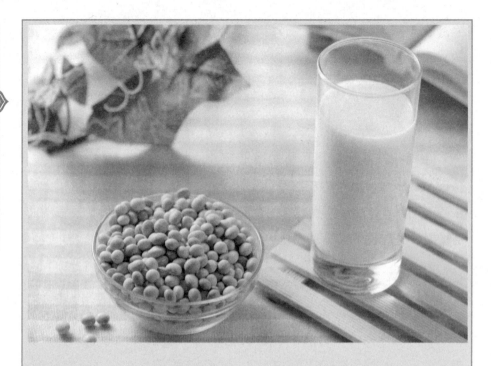

2. 以气养肺

肺主气，司呼吸。清气和浊气在肺内进行交换，吸入气体的质量对肺的功能有很大影响。要想使你的肺保持清灵，先要戒烟，并避免二手烟的危害，不要长期逗留在空气污浊的地方。有条件的朋友，可以经常到草木茂盛、空气新鲜的地方，做运动并做深呼吸，通过着意的深长呼气，将体内的浊气排出。

3. 养肺要适当多做有氧运动

适量运动，可以增进肺的功能。可根据自身条件，选择合适的运动，如踢毽子、跳绳、慢跑、爬山、练功、舞剑等，以激发人体的御寒能力，预防感冒的发生。

4. 调节情绪养肺

养肺要保持乐观的情绪。肺在志为悲忧，悲伤忧愁的情绪容易伤肺，肺病患者也容易悲伤忧愁。而笑为心声，能克肺金的悲忧。多笑一笑，就能减轻悲伤忧愁的情绪。

5. 中药调理保养肺

中药中的北沙参、南沙参、五味子、冬虫夏草、麦冬、燕窝等都有养肺的功效，可以在中医指导下选用这些中药。

养肺护肺，秋季正当时

《素问·藏气法时论》中记载："肺主秋……肺欲收，急食酸以收之，用酸补之，辛泻之。"酸味收敛则补肺，辛味发散泻肺，秋天宜收不宜散。所以，要尽可能少食葱、姜等辛味之品，适当多食一点酸味果蔬。秋时肺金当令，肺金太旺则克肝木，故《金匮要略》又有"秋不食肺"之说。

菠萝

秋燥易伤津液，因此饮食应以滋阴润肺为佳。《饮膳正要》说："秋气燥，宜食麻以润燥，禁寒饮。"秋季可适当食用如糯米、粳米、芝麻、蜂蜜、枇杷、菠萝、乳品等柔润食物，可以益胃生津，有益健康。

♥ 温馨提醒

秋季养肺须防燥

中医学认为，秋属金，肺也属金。秋天天气转凉转燥，从白露节气开始，雨水逐渐减少，气候干燥，即秋燥。燥气内应于肺，易伤人津液，从而引发与肺有关的疾病和症状，如咽干鼻燥、干咳、气促、唇裂、便秘、皮肤干燥、皱纹增多，若阴伤过重则会出现痰中带血。当暑热转为秋凉时，燥而寒冷，使人易感冒、咳嗽、气喘，一些咳喘宿疾也容易犯病，因此应注意适应天气变化，避免感冒、咳嗽等，以养肺护肺。

第一章
第二章
第三章
第四章
第五章
第六章
第七章

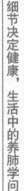

第七章

细节决定健康，生活中的养肺学问

养肺护肺，冬季需谨记

人们在冬季易患多种肺部疾病，如哮喘、慢性支气管炎等，这往往与秋季肺阴受损有关，因此，冬季应注意养肺。冬季养肺应注意以下几点：

1. 饮食调理

冬季养肺要多吃滋阴润肺的食物，银耳、百合、莲子、梨、藕、萝卜、荸荠、山药、蜂蜜等都是不错的选择。坚果类食物的润肺效果也很好，其中杏仁便是应用已久的一种药食俱佳的食物，其味苦、辛，性温，苦味入肺，能降肺气，辛味疏散，可宣肺化痰，止咳定喘。《本草纲目》亦说杏仁其用有三："润肺，消食积，散滞气。"另外，杏仁中富含蛋白质、脂肪、多种维生素及矿物质等，常吃可以增强抵抗力，帮你在冬天远离感冒。因此，平时不妨多吃一些滋阴润肺食物，尤其是慢性支气管炎、哮喘病患者。

2. 多喝水

冬天天气干燥，多喝水可以有效预防呼吸系统疾病，不要等到口渴时再喝，早晨起来先喝一杯水，这一点尤有利于养肺。

3. 注意开窗通风换气

入冬后，寒冷的天气让人们更愿意待在室内。为了保暖，写字楼、家庭、学校教室和其他公共场所也开通了暖气，室内空气得不到流通，有利于病毒和细菌的传播，使呼吸系统疾病的发病率明显增加。5岁以下的孩子、老人和慢性疾病患者是主要患病人群。因此，冬季应注意室内通风换气，保持室内空气流通。

第一章
第二章
第三章
第四章
第五章
第六章
第七章

冬季护肺还要在饮食上做好"三高四低"。"三高"即高蛋白、高维生素、高膳食纤维，宜多吃瘦肉、豆制品、鱼类、蘑菇等高蛋白食物，蔬菜、水果、豆类、乳类、黑木耳等富含维生素的食物，以及粗粮等高膳食纤维食物；"四低"指饮食中要注意摄入低胆固醇、低脂肪、低糖、低盐的食物。

🪭 养肺不只是中老年人的事

有些人认为养肺只是中老年人的事，与孩子和年轻人无关，其实这是一种错误的认识，孩子也需要养肺。

1. 宝宝运动养肺

作用：养神宁志，增强体质，抵御外邪入侵。

原理：秋天是锻炼身体的黄金季节，有哮喘病史的宝宝更应注意养肺，并对哮喘发作加以预防。宝宝可通过散步、体操等方法健肺强身。由于秋冬主收主藏，因此运动应以静为主。

宝宝瑜伽

时间：早餐后1小时。

地点：空气流通的室内，或者室外平整的草坪。

宝宝的装备：一块瑜伽垫或地毯，脚穿一双有按摩作用的袜子（也可以是软底轻便鞋），身着宽松的春秋装（最好是运动服）。

方法：家长先拉着宝宝慢步走5分钟，让宝宝热身。做完准备活动后，让宝宝在垫子中央，妈妈辅助宝宝做一些运动，如肩旋转、手臂向后伸展、脊柱向左向右转、小猫伸展等简单的瑜伽姿势。动

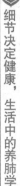

作要尽量缓慢，每次15～20分钟。

2.儿童养肺饮食

儿童养肺饮食以养阴为主，要多吃雪梨、荸荠、银耳、甘蔗、柿子、燕窝、蜂蜜、乌鸡、鳖肉、猪肺、龟肉、鸭蛋等滋阴润燥、生津养肺的食物，辛辣刺激性食物要尽量少吃，避免伤阴损肺，多食些如石榴、葡萄、苹果、柚子、柠檬、山楂等水果，对润燥护阴很有利。

怎样防治慢性阻塞性肺气肿

慢性阻塞性肺气肿（简称慢阻肺）在我国是肺心病的主要基础病，不少患有慢阻肺的人预后不良，最终常因呼吸衰竭和肺源性疾病而死。造成这一疾病高发的重要原因之一是空气质量的下降，吸烟、粉尘、化学污染等导致的空气质量下降，会对肺部造成不同程度的损伤，导致发生慢阻肺。

防治慢阻肺应做到以下几点：

●室内经常保持空气流通，有条件的可安装空气过滤装置。室内陈设力求简洁，不铺地毯。

●慢阻肺的常见诱发因素有吸入变应原、有害粉尘、病毒、细菌、气候变化(受寒)、饮食、精神等。其中主要是变应原、病毒、细菌感染。所以，慢阻肺患者一旦感冒必须及时到医院治疗，还要慎重选择室内摆放的花草，尽量不养宠物。

●避免过咸、过甜、辛辣等食物。

●适当进行耐寒锻炼，如游泳、冷水洗脸等，但要注意循序渐进。

●由于空气中悬浮的各种变应原(花粉、真菌)或刺激物(工业污染物、汽车废气)在中午、下午较多，外出选在上午较为适宜。

怎样起居有助于保肺

古代摄生家认为，春夏适合养阳，秋冬适合养阴。因而，春季应"夜卧早起，广步于庭，被发缓形，以使志生"；夏季应"夜卧早起，无厌于日，使志无怒，使华英成秀"；秋季应"早卧早起，与鸡俱兴，使志安宁，以缓秋刑"；冬季应"早卧晚起，必待日光，使志若伏若匿，若有私意，若已有得"。

强身延年的一个重要方面是起居有常。我们在现实生活中会看到这种状况：有些老年人的身体在退休、离休前极好或很少抱病，却在退休、离休不久后感到体质下降，甚则病魔缠身。起居失常便是其中一个重要原因。

老年人在平常日子里应坚持一定的生活节奏，对一天的活动进行合理安排，起居有常对人体健康有非常重要的作用。做到起床、进餐、洗漱、排便、运动等都要守时，形成规律，养成习惯。另外，睡眠时间要充足，好的睡眠可以使机体修正并延缓老化的速度。每个人的睡觉姿势不同，舒服就好，但不要俯卧，床不宜过高且要软硬适中，枕头软硬、高低要适宜，被子软而暖和。

良好的卫生习惯和生活习惯是身体健康的保障。避免"病从口入"，要经常洗手，留意进餐卫生。睡前刷牙，睡前热水洗脚，饭后漱口，勤换内衣，科学洗澡，戒烟酒。

服饰穿着主要是以衣服的质地、宽紧、厚薄、颜色等来影响人体的健康。古今摄生学家指出，服装宜宽不宜紧，"春穿纱，夏着绸，秋天穿呢绒，冬装是棉毛"。内衣以质地柔软、吸水性好的棉织品为佳，挑选时要根据不同的年龄、性别和节气来选择。"春捂秋冻"的摄生办法要特别注意"春不忙减衣，秋不忙增衣"。

第一章
第二章
第三章
第四章
第五章
第六章
第七章

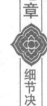

第七章 细节决定健康，生活中的养肺学问

由此可见，想要肺健康，少生病，身体安康，起居有常是必须做到的。讲究起居有常，方能安康长寿。

洗冷水澡要循序渐进

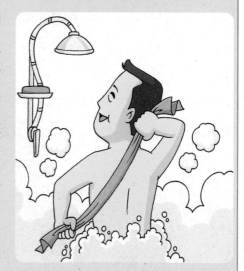

冷水浴是很多人采用的一种强身方法。科学证明冷水浴不但能使血管弹性增强，有利于预防心脑血管疾病，还能提高机体耐寒能力。同时人体受到冷水刺激时会不自主地深吸气，接着停止呼吸几秒钟，再转为深呼气，这样可吸入更多的氧气，呼出更多的二氧化碳，对于防治呼吸系统疾病有一定的效果。

但洗冷水浴时因身体和水温往往反差很大，所以刚开始洗冷水浴容易让人感冒或咳嗽，长此以往容易造成肺部或支气管炎症。因此，冷水浴要根据个人身体状况，循序渐进，这样才能起到强身健体的作用。

讲究背部保暖

冬季是老年慢性病加重的高发季，要想避免慢性病的加重，就不能让背部受寒。如果人体背部受寒，很容易引起心肺受寒，从而导致冠状血管痉挛诱发心脏不适，还可能因气管受寒而使气管炎、支气管哮喘甚至肺炎等疾病发生，有的还会有腹痛、腹泻等症状。

老年人在进入冬季时要尽早加穿棉背心以保护背部，也可以经常晒晒背；睡觉时可以在背部放热水袋取暖，且要避免背靠冷墙或背部迎风受寒；平日里要多按摩背部，多擦背、揉背、捶背；对于因背部受凉引起的感冒、咳嗽，可用刮痧、拔火罐等方法治疗，并到医院就诊。

冬季多晒太阳

美国科学家研究表明：护肺养肺，要多晒太阳。维生素D可能会修复因抽烟引起的肺损伤，有助于减轻炎症，因此，维生素D缺乏者更容易发生炎症、感染，罹患呼吸系统疾病。上午10~11时晒太阳有助于维生素D的吸收。这时空气质量较好，紫外线也相对偏低，肺不好的老人尤其应在这段时间多晒晒太阳。

中医学认为，晒太阳能驱除寒气，有助于改善消化功能，还能疏通背部经络，对心肺有好处。此外，最好走出家门晒太阳，不要隔着玻璃晒。

温馨提醒

晒太阳当然也是有讲究的，最好是背对着阳光。清代医家曹庭栋在其所著的《老老恒言》中指出"背为阳，心肺主之"，因为人的背部有众多穴位，容易因受寒而使心肺功能受到影响。因此，常晒后背可温养人体，起到补阳气的作用，同时可疏通背部经络，对心肺大有裨益。

听优美的音乐

音乐除了是一种艺术的表现形式外，还可用于治疗疾病，不少医

第一章
第二章
第三章
第四章
第五章
第六章
第七章

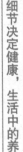

第七章 细节决定健康，生活中的养肺学问

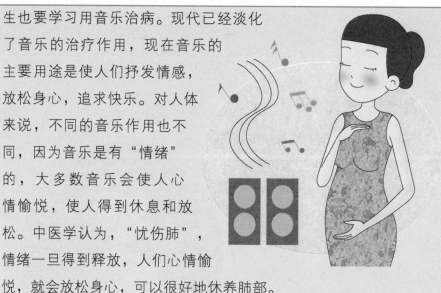

生也要学习用音乐治病。现代已经淡化了音乐的治疗作用，现在音乐的主要用途是使人们抒发情感，放松身心，追求快乐。对人体来说，不同的音乐作用也不同，因为音乐是有"情绪"的，大多数音乐会使人心情愉悦，使人得到休息和放松。中医学认为，"忧伤肺"，情绪一旦得到释放，人们心情愉悦，就会放松身心，可以很好地休养肺部。

室内摆放健康的绿色植物

大家都知道在室内放些绿色植物可以赏心悦目，其实很多绿色植物不仅能对室内环境进行调节，吸附灰尘，而且能制造大量的新鲜氧气，吸收多种有害气体，对人们的生活环境有很多益处。下面介绍一些适合摆放在室内的植物。

① 客 厅 ➡

客厅适合摆放常春藤、无花果、猪笼草和普通芦荟。因为这些植物不仅能对付从室外带回来的细菌、小虫子等，而且可以吸附连吸尘器都难以吸到的灰尘。

② 卫生间 ➡

卫生间、浴室可放虎尾兰，因虎尾兰的叶子可以自己吸收空气中的水蒸气。常春藤可以净化空气、杀灭细菌。蕨类、椒草类植物喜欢潮湿，不妨摆放在浴缸旁边。

③ 卧室 ➡	卧室适合摆放一些能吸收二氧化碳等废气的花草，如盆栽柑橘、迷迭香、吊兰、斑马叶等。绿萝这类叶大且喜水的植物也可以养在卧室内，使空气湿度保持在最佳状态。
④ 厨房 ➡	吊兰和绿萝具有较强的净化空气、驱赶蚊虫的功效，适合摆放在厨房中，可以将它们摆放在冰箱顶部。

第一章
第二章
第三章
第四章
第五章
第六章
第七章

避免到人多的场所

诸多的公共场所如车站、码头、影院、超市中人多拥挤，空气污浊，人群的呼吸作用释放出很多二氧化碳。另外，吸烟者出没的场所会有大量有害气体释放出来，烟雾弥漫，空气中的有害物质增多。各种致病微生物在人多密集的场所中的密度远远大于其他场所，传染病流行期间更是如此。一般情况下，对免疫功能强大的成年人来说这些病菌不会对身体造成危害，却会影响正处在生长发育中的婴幼儿和儿童。

因此，养肺要避免到人多的公共场所。多去空气较好的公园、河边。

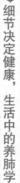

去除室内的甲醛味道

甲醛无色却有强烈刺激性气味，易溶于水、醇和醚，常温下甲醛是气态，通常为水溶液的形式。人们目前接触到的甲醛主要由室内装饰的材料所散发，是气体形态，容易被人忽视。人体因甲醛污染而受到的危害主要表现在嗅觉异常、过敏、免疫异常等方面，甲醛会刺激人的眼睛、鼻子、呼吸道等，对人体的影响主要有皮肤过敏、咳嗽、多痰、失眠、恶心、头痛等。吸入高浓度甲醛时可诱发支气管哮喘。

下面的方法有助于去除室内的甲醛味道：

方法❶

购买800克颗粒状活性炭，将活性炭分成8份，放入盘碟中，每间屋放2~3碟，72小时可基本除尽室内异味。

方法❷

新刷的墙壁或家具有一股浓烈的油漆味，要去除漆味，只需在室内放两盆冷盐水，1~2天漆味便除，也可将洋葱浸泡盆中，同样有效。

方法❸

将300克红茶泡入2盆热水中，放在居室内，并开窗透气，48小时内室内甲醛含量将至少下降90%。

 练习腹式呼吸

人有胸式呼吸和腹式呼吸两种呼吸形式。胸式呼吸时，参与呼吸的只有上半部肺泡，而占全肺4/5的中下叶肺泡却在"休息"。久而久之，中下肺叶容易老化，弹性减退，呼吸功能变差，而人体不能获得充足的氧气，各组织器官对氧气的需求得不到满足，使机体的新陈代谢受到影响，机体抵抗力下降，容易有呼吸道疾病发生。肺的退行性疾病多对老年人的中下肺叶进行侵犯，这与胸式呼吸长期造成的中下肺叶废用有密切关系。所以，胸式呼吸不利于肺部的健康。

健肺的好方法是进行腹式深呼吸，不仅将胸式呼吸的缺陷弥补了，而且在换气过程中也锻炼了中下叶肺泡，从而使肺组织保持良好弹性，防止肺的纤维化。

做腹式深呼吸运动，可使机体获得充足的氧气，大脑对氧气的需求也得到满足，使人精力充沛。

腹式呼吸的方法：站、立、坐、卧皆可进行腹式深呼吸，但在床上躺着为好。仰卧于床上，将腰带松开，使肢体放松，排除杂念，集中思想，慢慢由鼻吸气，使腹部鼓起，每次吸气坚持10~15秒，再徐徐呼出，每分钟呼吸4次。可由个人掌握腹式深呼吸时间的长短，也可结合胸式呼吸进行练习。若能长年坚持做腹式深呼吸，就会收到强身延年的奇效。

第一章
第二章
第三章
第四章
第五章
第六章
第七章

第七章 细节决定健康，生活中的养肺学问

附录　保养好五脏的好处

五脏是人体生命的核心，也是人体这一"精密机器"平稳正常运转的基础，那么，保养五脏具体有什么样的好处呢？

保养好心脏，神志清明，面色红润

中医学认为，心主血脉。《黄帝内经》中说："血者神气也。"所以，只有心的血气充足，人才能神志清明，思维敏捷，而这也能解释为什么在现实生活中，心脏疾病和脑部疾病往往并行发作，而且心脏疾病患者往往会出现精神衰弱、记忆力下降，甚至言语错乱、神志癫狂的症状。

心脏的健康与否往往可以从人的面色看出来，如果心气旺盛，则面色白里透红；如果心气衰弱，则会出现面色苍白萎黄，同时还伴有全身无力的现象；如果心火上亢，则往往会出现面色红赤，甚至还有全身发热、神志不清的现象。

保养好脾脏，气血充盈，不水肿

在中医学中，脾脏被人称为"后天之本"。脾脏在人体中主要的作用就是运化水谷精微，也就是将食物转化为人体所需要的营养，并将这些营养散播和输送到人体的各个部位，为五脏的正常运转提供足够的营养。如果脾脏运化失常，就会出现腹胀、腹泻、食欲缺乏、疲倦、面黄肌瘦等现象。

日常生活中，不少人尤其是长期做案头工作的女性朋友往往会出现水肿的现象，她们为了避免水肿往往会大量服用咖啡、茶，甚至利尿剂。殊不知，水肿的根本原因是脾脏虚弱，正如《黄帝内经》中说的那样："诸湿肿满，皆属于脾。"只有脾脏健运，才能从根本上解决水肿问题。

保养好肝脏，生活快乐，不贫血

日常生活中，当我们生气的时候，往往会说"气得肝儿疼"。由此可见，情志不畅，往往会导致肝气不畅，而肝气不畅又会进一步导致血流不畅，以至于情志更加不稳定，所以只有保养好肝脏，才能保证肝气正常运行。肝气运行正常，人才能精神焕发，心情舒畅。

在中医学中，肝还有一个别名——"血海"，顾名思义，也就是藏纳人体血液的地方。如果肝脏不够健康，往往会导致血液不足。因此，患有肝病的人往往伴有贫血的症状，在剧烈运动的时候会出现面色苍白的现象。所以，想要彻底解决贫血问题，保养好肝脏是一个重要环节。

保养好肾脏，得"益"一生

肾脏在中医学中被称为"先天之本"，肾脏的健康决定着人一生的健康和幸福。

提起保养肾脏，很多人会误以为这是成年男子的"专利"。其实不然，无论男女，人的一生各个阶段，都要注意对肾脏进行保养。

在婴幼儿时期，如果家长不注意保养孩子的肾脏，往往导致孩子的身体和智力发育迟缓，季节稍有变化就会生病。

少年和成年时不注意保养肾脏，往往导致尿频尿急、夜间尿床的现象，严重影响工作、生活和心理健康。妇女肾虚还会导致更年期提前。

老年肾虚，往往会加重阿尔茨海默病（旧称"老年性痴呆"），以及导致骨骼和五官疾病。

保养好肺脏，呼吸顺畅，皮肤好

在中医学中，肺主气。肺的功能正常，人体才能把自然界中的

第一章
第二章
第三章
第四章
第五章
第六章
第七章

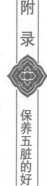

新鲜空气吸入体内，同时将体内的废气排出，以此保证新陈代谢的正常进行，同时为五脏之气的生发和运转提供基础。肺脏一旦停止活动，人的生命活动也就终结了。

因为皮毛生发于肺，只有肺脏健康，皮肤才能健康。肺脏如果不健康，就会出现毛孔粗大、皮肤油腻等症状。更重要的是，如果肺脏受到损伤，往往会导致人体的抵抗力下降。只有肺脏健康，才能皮肤好，寿命长。

人体的五脏就像五行一样，相生相克，相侮相乘，只有保养好五脏，人体才能健康，我们的生活才能幸福、快乐。